DE LA

STOMATITE ULCÉREUSE

DES SOLDATS

ET DE

SON IDENTITÉ AVEC LA STOMATITE DES ENFANTS,

DITE COUENNEUSE, DIPHTHÉRITIQUE,

ULCÉRO-MEMBRANEUSE;

Par le Dr E.-J. BERGERON,

Médecin de l'hôpital Sainte-Eugénie,
Ex-médecin traitant à l'hôpital militaire du Roule,
Chevalier de la Légion-d'Honneur.

PARIS,

LABÉ, LIBRAIRE-ÉDITEUR,

Rue de l'Ecole-de-Médecine, 23.

1859

DE LA

STOMATITE ULCÉREUSE

DES SOLDATS.

IMPRIMÉ PAR HENRI ET CHARLES NOBLET,

56, RUE SAINT-DOMINIQUE.

DE LA

STOMATITE ULCÉREUSE

DES SOLDATS

ET DE

SON IDENTITÉ AVEC LA STOMATITE DES ENFANTS,

DITE COUENNEUSE, DIPHTHÉRITIQUE,

ULCÉRO-MEMBRANEUSE;

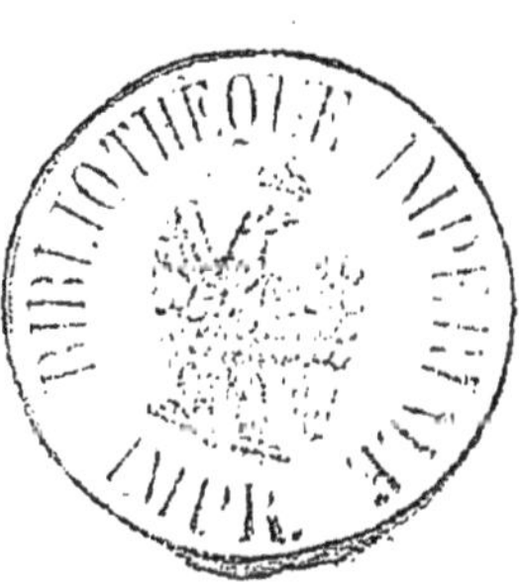

PAR LE Dr E.-J. BERGERON,

Médecin de l'hôpital Sainte-Eugénie,
Ex-médecin traitant à l'hôpital militaire du Roule,
Chevalier de la Légion-d'Honneur.

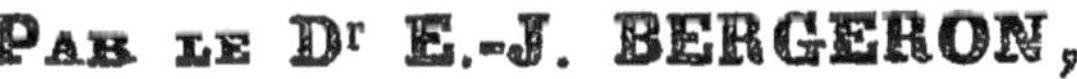

PARIS,

LABÉ, LIBRAIRE-ÉDITEUR,

Rue de l'Ecole-de-Médecine, 23.

1859

AVANT-PROPOS.

Au commencement de l'année 1855, les nécessités de la guerre ayant appelé sous les murs de Sébastopol ou à Constantinople quelques-uns des médecins militaires attachés alors aux hôpitaux du Val-de-Grâce, du Gros-Caillou et du Roule, plusieurs médecins des hôpitaux civils de Paris furent chargés d'occuper momentanément les postes restés vacants : je suis un de ceux qui furent désignés pour ce service exceptionnel, et pendant quinze mois j'ai rempli à l'hôpital du Roule les fonctions de médecin traitant.

Ce n'est pas ici le lieu de montrer par combien de côtés divers le service des hôpitaux militaires éveille l'intérêt; mais ce que je puis dire, c'est que sur ce théâtre, comme médecin et comme homme, j'ai beaucoup vu et beaucoup appris. Est-ce à dire, pour me renfermer exclusivement dans le cercle des faits médicaux, est-ce à dire qu'on y trouve une grande variété de maladies? Non, les espèces pathologiques y sont au contraire peu nombreuses, mais elles empruntent, pour la plupart, au milieu dans lequel elles se produisent, une physionomie particulière, et bien faite pour fixer tout d'abord l'attention du médecin qui, pour la première fois, se trouve aux prises avec elles. En effet, l'ensemble des conditions exceptionnelles dans lesquelles le soldat est placé en temps de paix et en temps de guerre, a pour résultats ordinaires, tantôt d'engendrer des maladies spéciales, et tantôt de modifier la forme des maladies qui sont communes à la population civile et à l'armée. Les mutations opérées à plusieurs reprises dans la garnison de Paris, pendant la durée de mon service, m'ont donné l'occasion d'observer ces différents ordres de faits, en amenant successivement dans la circonscription médicale du Roule des corps, dont les uns n'avaient pas encore supporté les fatigues de la guerre ou de la vie des camps, et dont les autres, au contraire, venaient d'en subir les plus terribles épreuves en Crimée, dans la Baltique ou au camp de Boulogne; pendant que des soldats isolés apportaient de l'Algérie ou des Etats de Rome un spécimen des fièvres de ces contrées, ajoutant un trait de plus au tableau simplifié, mais exact, des maladies de notre armée, qui se déroulait sous mes yeux, et dans lequel la méningite cérébro-spinale a seule fait défaut. C'est ainsi que dans l'espace de quinze mois j'ai vu se succéder dans mes salles le *scorbut*, une double épidémie de *rougeole* et de *scarlatine*, une épidémie de *stomatite ulcéreuse*, en même temps qu'une épidémie de *fièvre typhoïde*, la *variole*, le *choléra*, la *fièvre intermittente* avec les formes et les types les plus variés, et enfin quelques cas isolés de *typhus*.

Or, parmi ces maladies, dont chacune a été de ma part l'objet d'une étude attentive, il en est une, la *stomatite ulcéreuse*, la moins grave de toutes assurément, et de toutes aussi la plus simple, qui, par sa simplicité même, et surtout par sa fréquence et par l'ensemble de ses caractères, a particulièrement attiré mon attention.

Dans le principe, je ne m'en étais occupé qu'au point de vue de l'expérimentation du chlorate de potasse, et je n'avais recueilli mes premières observations que pour présenter des faits précis à l'appui des conclusions d'un travail sur la valeur thérapeutique de ce sel (1); mais bientôt les faits s'étant multipliés, et la maladie étant même devenue épidémique dans plusieurs régiments, j'étudiai avec plus de soin son mode d'évolution, ses caractères; je cherchai à reconnaître ses causes, et ce sont les résultats de cette étude que je publie aujourd'hui. Au premier abord, le sujet de ce Mémoire

(1) *Recueil de Mémoires de médecine et de chirurgie militaires*, t. XVI, 2e série.

semble être exclusivement du domaine de la médecine militaire, mais en réalité il se lie si intimement à l'histoire des stomatites et des angines de l'enfance, et les faits dont je présente le résumé me paraissent si propres à établir nettement la nature de l'une d'entre elles, que peut-être cette étude sur la *stomatite ulcéreuse des soldats* ne sera pas tout-à-fait sans intérêt pour la médecine civile.

En effet, tandis que d'un côté, par l'observation directe, je reconnaissais sans peine que j'avais affaire à une maladie complètement distincte de la diphthérie, d'un autre côté, en rapprochant les faits que j'avais sous les yeux de ceux que j'avais observés précédemment à l'hôpital des Enfants, et de la description que les auteurs qui se sont spécialement occupés des maladies de l'enfance ont donnée de la stomatite ulcéro-membraneuse, j'acquérais la conviction que la stomatite spécifique des soldats et la stomatite spécifique des enfants ne sont qu'une seule et même maladie. Or, quelles conclusions tirer de ce fait, plutôt indiqué que démontré jusqu'ici, si ce n'est que, contrairement à l'opinion généralement admise, la stomatite spécifique des enfants n'est pas elle-même une maladie diphthéritique, et que par conséquent l'efficacité du chlorate de potasse, si évidente dans le traitement de la stomatite ulcéreuse, peut fort bien être nulle contre la diphthérie ? Il m'a semblé que dans un moment où l'on s'appuie sur la théorie de l'identité de la stomatite ulcéro-membraneuse et de la diphthérie, pour conclure à l'action curative du chlorate de potasse dans les deux maladies, la publication de ce travail ne serait pas sans quelque utilité, puisque, en ajoutant quelques traits à l'histoire de la stomatite endémo-épidémique des armées, il appellerait en même temps l'attention sur une question pratique d'une importance incontestable, et en provoquerait peut-être la solution, s'il ne la fournissait lui-même.

A aucune époque de l'épidémie que j'ai observée, la stomatite ulcéreuse ne s'est montrée, ni par les symptômes, ni par la durée, différente de ce que je l'avais vue à l'état sporadique; aussi me bornerai-je, pour le moment, à résumer succinctement la marche générale de cette épidémie, et laisserai-je de côté tous les détails descriptifs qui, étant communs aux deux formes, seront repris et analysés dans la partie de ce travail qui comprend la symptomatologie.

Mais avant d'entrer en matière, j'ai à remplir un devoir. Frappé de la fréquence dans notre armée d'une maladie que j'avais considérée jusque-là comme étant exclusivement une maladie de l'enfance, j'ai dû naturellement rechercher si elle régnait également dans les armées étrangères. La solution de cette question pouvait être intéressante en effet au double point de vue de l'histoire et de l'étiologie de la stomatite ulcéreuse des soldats; et, pour avoir sur ce point des renseignements dont l'exactitude ne pût être révoquée en doute, je me suis adressé directement à des hommes occupant pour la plupart un poste éminent dans le service de santé des différentes armées de l'Europe et du nord de l'Afrique, c'est-à-dire à des hommes spéciaux et en position de connaître parfaitement les maladies des soldats. Or, en faisant cette démarche, je n'avais d'autre titre à un accueil favorable que mon désir d'élucider par tous les moyens possibles une question de pathogénie restée obscure sur plus d'un point ; mais c'était assez sans doute, puisque tous ces honorables confrères, à l'exception de deux auxquels je dois croire que ma lettre n'est pas parvenue, se sont empressés de répondre à ma demande par l'envoi de notes dont la précision ne laisse rien à désirer (1). Aussi est-ce avec bonheur que je saisis l'occasion d'adresser ici mes publics et sincères remerciements à MM. :

Dreyer von der Iller, médecin en chef de l'armée, etc. (Autriche);

Vleminckz, inspecteur du service de santé, etc. (Belgique);

Bendz, professeur, médecin supérieur de la garde, etc. (Danemark);

Hâage-Bey, médecin supérieur de l'armée, etc. (Egypte);

---

(1) Plusieurs de mes honorables correspondants, ne voulant pas s'en tenir à leurs propres souvenirs ou au résultat de leur observation personnelle, ont pris la peine de faire une enquête auprès de leurs confrères de l'armée, avant de répondre au questionnaire que je leur avais adressé.

Briz, chef du service de santé militaire, etc. (Espagne);

Melorio, médecin consultant des hôpitaux militaires (1) (Naples);

Snabilié, inspecteur du service de santé, etc. (Pays-Bas);

Riberi, chef du service de santé militaire, etc. (Piémont) (2);

Mendez, chirurgien adjoint des armées, etc. (Portugal);

Valle, chirurgien major du 2me de ligne, etc. (Portugal);

Hoppe, médecin principal de l'armée, etc. (Prusse);

Günther, directeur en chef du corps médical de l'armée (Saxe);

Klein, médecin en chef de l'armée, etc. (Wurtemberg);

Lumbroso, médecin en chef, etc. (Régence de Tunis).

Je n'ai pas moins d'obligations et je n'adresse pas de moins sincères remerciements à MM. les

---

(1) J'ai reçu l'année dernière, par l'entremise du consulat de France à Naples, une note très-précise et confirmant pleinement les renseignements que m'avait envoyés l'année précédente (1856) M. le docteur Melorio ; mais jusqu'à présent j'ai vainement cherché à savoir le nom de l'obligeant confrère auquel je dois ce dernier document.

(2) Les renseignements relatifs à l'armée piémontaise me sont parvenus par l'entremise de mon honorable confrère le Dr Fabrizzi, qui a bien voulu se charger de me les communiquer de la part de M. le Dr Riberi.

docteurs Mayer, médecin principal, Lacronique et Pauly, médecins-majors de notre armée, qui, à plusieurs reprises, ont bien voulu me fournir d'intéressants documents, l'un sur le corps expéditionnaire d'Italie, et les deux autres sur les hommes de leur régiment.

APERÇU GÉNÉRAL

DE

L'ÉPIDÉMIE DE STOMATITE ULCÉREUSE OBSERVÉE AU ROULE

EN 1855.

L'épidémie que j'ai observée au Roule á commencé au mois de juin 1855; elle a atteint son maximum d'activité au mois de septembre, et s'est éteinte peu à peu dans le courant du mois de décembre. Vers la fin du mois de juillet 1856, une légère augmentation dans le nombre des stomatites ulcéreuses, qui, depuis le commencement de l'année, était rentré dans les conditions normales, a pu faire croire que l'épidémie allait reparaître; mais ce n'était là qu'un fait passager, une de ces recrudescences qui ont presque toujours lieu pendant la saison chaude, car dès la seconde quinzaine d'août on n'observait plus au Roule que quelques cas rares et isolés, comme on en observe en tout temps dans les hôpitaux militaires.

Une double épidémie de rougeole et de scarlatine avait précédé l'épidémie de stomatite, et, lorsque cette dernière a commencé, je comptais encore quelques scorbutiques dans mes salles. Un fait qui mérite d'être signalé, c'est que la fièvre typhoïde a suivi dans toutes ses phases la marche de la stomatite ulcéreuse, faisant comme elle des progrès très-marqués pendant les mois d'août, septembre et octobre, et perdant en même temps qu'elle le caractère épidémique dans les derniers jours de décembre. J'ajoute que les relevés statistiques du Roule montrent dans la marche des deux maladies, en 1854, cette même concordance; en 1853, au contraire, elle semble disparaître devant l'épidémie de fièvre typhoïde qui, à cette époque, exerça de si cruels ravages sur toutes les classes de la population de Paris. En résumé, et quelque signification que l'on puisse donner à ces rapprochements de chiffres, il est du moins certain qu'en 1854 et 1855 la stomatite ulcéreuse et la fièvre typhoïde ont marché parallèlement : je me borne pour le moment à signaler le fait.

Enfin, au mois d'août 1855, alors que les deux épidémies traversaient leur période d'accroissement, le choléra est venu révéler la présence d'un élément nouveau dans la constitution médicale régnante et marquer la fièvre typhoïde de sa funeste empreinte, mais sans modifier en rien la marche de l'épidémie, et surtout sans exercer aucune influence ni sur la forme, ni sur le développement de l'épidémie de stomatite ulcéreuse. Au mois de novembre, le choléra cessa complètement, et les deux épidémies commencèrent à décliner; à la fin de décembre elles avaient disparu. Pendant le premier trimestre de 1856, je n'observai au Roule que les maladies ordinaires de la saison, dont les plus communes furent sans contredit les fièvres intermittentes.

Ce n'est pas sans raison que je suis entré dans ces détails ; je crois, en effet, qu'il est bon, dans toute relation d'épidémie, de faire connaître les maladies qui l'ont précédée ou accompagnée, aussi bien que celles qui l'ont immédiatement suivie, parce qu'il peut y avoir entre ces diverses affections et l'épidémie elle-même des rapports méconnus ou mal compris à une époque, et qui plus tard, mieux saisis ou mieux interprétés, éclaireraient peut-être d'un jour imprévu des questions de pathogénie restées longtemps obscures. Mais si pour ce motif j'ai tenu à indiquer les différentes maladies qui ont fait cortège à la stomatite ulcéreuse épidémique, je tiens plus encore, pour des raisons qui seront exposées plus loin, à signaler ce fait, à savoir : que ni avant, ni pendant, ni après l'épidémie de stomatite, je n'ai observé au Roule un seul cas de diphthérie (1).

La plupart des auteurs qui ont traité de la stomatite ulcéreuse des soldats ont fait remarquer qu'elle n'était jamais plus fréquente et ne revêtait même

(1) Dans le Mémoire que j'ai publié (loc. cit.) en 1855, j'ai fait, il est vrai, allusion à un cas d'angine couenneuse observé dans mon service; mais, d'une part, je crois qu'il ne s'agissait là que d'une angine couenneuse commune; et d'autre part, en admettant que ce fût véritablement un cas d'angine diphthéritique, il est évident que ce fait unique ne pourrait suffire pour justifier un rapprochement quelconque entre la stomatite ulcéreuse et la diphthérie.

le plus ordinairement la forme épidémique que dans les années pluvieuses ; or, sous ce rapport, l'épidémie du Roule n'a pas fait exception, car l'année 1855 a marqué en effet par la fréquence et la durée de ses pluies (1). Mais il convient de rappeler en outre qu'aux pluies des sept premiers mois a succédé, pendant la première quinzaine du mois d'août, une chaleur excessive.

Du 1er juin au 31 décembre 1855, 122 cas de stomatite ulcéreuse ont été admis ou se sont développés à l'hôpital du Roule; mais ce chiffre, si élevé qu'il soit, est bien loin cependant de représenter la totalité des hommes atteints. En effet, tandis que mes relevés me donnent 65 cas de stomatite ulcéreuse pour le 90e de ligne, l'état qui m'a été communiqué par M. le docteur Pauly, médecin major de ce régiment, en porte le nombre à 150 pour le même laps de temps ; d'où il suit que l'hôpital n'a pas même reçu la moitié des hommes atteints, ce qui tient d'ailleurs à ce que, dans le nombre, il en est dont le mal a été assez léger pour que de simples soins hygiéniques en aient fait justice, et à ce que d'autres plus sérieusement pris, mais sans phénomènes généraux bien accusés ou durables et sans altérations locales bien profondes, ont pu être traités à l'infirmerie du corps. Ce que je viens de dire du 90e, je puis l'appliquer au 77e, sur lequel, il est vrai, je

(1) Voir les tableaux météorologiques publiés dans les bulletins de l'Académie des sciences (1855).

n'ai pas de chiffres précis, mais dans lequel je sais, par les renseignements que je dois à l'obligeance de M. le docteur Lacronique, médecin-major, que la proportion des stomatites traitées à l'infirmerie du régiment a été encore plus considérable que dans le 90ᵉ.

Les 122 cas de stomatite que je viens de signaler appartiennent, je l'ai déjà dit, aux sept derniers mois de l'année ; pendant les cinq premiers, au contraire, 10 cas seulement s'étaient présentés au Roule. La différence entre les deux périodes de l'année est donc bien tranchée et rend très-évident le fait de l'épidémie pendant la seconde. Mais j'ai voulu savoir si, chaque année, à pareille époque, la maladie, qui est endémique dans l'armée, prenait le caractère épidémique, et voici ce que m'ont appris sur ce point les relevés de l'hôpital : En 1854, le nombre des stomatites ulcéreuses reçues au Roule a été de 68, dont 64 pour les six derniers mois de l'année ; d'où il suit que pendant le second semestre de 1854, comme pendant celui de 1855, il y a eu augmentation dans le chiffre des stomatites. En 1853, au contraire, 17 cas seulement de stomatite ulcéreuse, sans recrudescence estivale, voilà tout ce que donnent les états récapitulatifs, et ceux de 1852 n'en présentent pas davantage. Or, la maladie a suivi la même marche au Val-de-Grâce, ainsi que l'établissent clairement les cahiers de cet hôpital, très-obligeamment mis à ma disposition par M. le professeur Larrey, et analysés, avec une patience dont je ne saurais trop le remercier, par M. le docteur Gaujot, ancien interne des hôpitaux civils, aujourd'hui aide-major attaché à l'hôpital de Blidah.

De l'ensemble de ces documents ressort donc nettement ce fait, que dans le cours des six derniers mois des années 1854 et 1855, l'*endémie*, à Paris du moins, est devenue *épidémie*, sans que rien de semblable se présentât, que je sache, dans la population civile. Et pour donner une idée de la fréquence de la maladie sous ces deux formes, je me bornerai à consigner ici que les relevés des deux hôpitaux militaires m'ont fourni, pour les deux années, 368 faits, dont 75 pour le premier semestre, et 293 pour le second. Mais il est important de faire remarquer que la maladie ne s'est pas montrée également dans tous les corps de la garnison de Paris : en effet, si on prend soin d'analyser ces chiffres et de faire la part qui revient à chaque corps, on reconnaît que la répartition des 368 cas de stomatite ulcéreuse est fort inégale, puisque sur 61 corps qui les ont fournis, il y en a 4, les 63e, 83e, 88e et 90e d'infanterie, qui, à eux seuls, ont donné un contingent de 147 malades, dont 65 pour le 90e. La même inégalité s'observe d'ailleurs dans le partage des 221 autres faits, dont un tiers appartient à cinq régiments, tandis que le reste se divise entre 52 corps de troupes.

Les tableaux que j'ai dressés montrent en outre que, pour ce qui concerne du moins la partie de la garnison de Paris ou des forts comprise dans la circonscription médicale du Roule et du Val-de-Grâce (1), la maladie n'a véritablement pris le caractère épidémique que dans trois corps en 1854, et dans six en 1855 ; d'où il suit que, si la constitution météorologique a exercé quelque influence sur le développement de l'épidémie, ce qui me paraît incontestable et ce que je me propose de démontrer ultérieurement, il a fallu cependant que son action trouvât dans les régiments atteints un ensemble de causes prédisposantes ajoutées aux causes ordinaires de la maladie, et dont l'étude trouvera naturellement sa place dans une autre partie de ce travail.

Je n'ai pu suivre, dans tous les régiments qui avaient été particulièrement atteints, la disparition de l'épidémie et le retour à l'état normal, parce qu'ils ont tous quitté Paris ou la circonscription du Roule au commencement de 1856 ; mais sur les 77ᵉ et 90ᵉ du moins, je dois aux docteurs Lacronique et Pauly des renseignements intéressants dont je vais donner le résumé.

---

(1) Je n'ai pu me procurer les relevés de l'hôpital du Gros-Caillou; leur analyse m'eût sans doute fourni des documents précieux et véritablement indispensables si j'avais voulu embrasser dans sa généralité l'histoire des deux épidémies qui ont régné dans la garnison de Paris en 1854 et 1855. Mais ayant surtout pour but, dans ce travail, de faire connaître les faits que j'ai observés au Roule, je regrette moins des documents qui, selon toute probabilité, n'auraient en rien modifié les résultats généraux donnés par les relevés de cet hôpital, puisque ces résultats ont été pleinement confirmés par les relevés du Val-de-Grâce.

Lorsque, dans les premiers jours d'octobre 1855, le 77e quitta les forts de Noisy et d'Aubervilliers pour occuper, à Paris, la caserne Napoléon, son épidémie de stomatite ulcéreuse pouvait être considérée comme complètement éteinte, car pendant le dernier trimestre deux cas seulement de stomatite furent dirigés sur le Val-de-Grâce. Le premier semestre de 1856 ne donna que quatre cas, et, contrairement à ce qui s'était passé l'année précédente, l'arrivée des recrues, au mois de juillet, ne fut marquée par aucune augmentation dans le chiffre des stomatites. Mais, au mois d'août, le régiment partit pour la frontière d'Espagne et prit ses cantonnements dans le département des Hautes-Pyrénées ; là il reçut de nouvelles recrues qui, cette fois comme en 1855, apportèrent avec elles une épidémie de stomatite ulcéreuse, épidémie qui disparut bientôt dans les différents cantonnements, sauf celui de Saint-Pé, où elle se prolongea, favorisée par les fâcheuses conditions hygiéniques du pays.

Le 90e, parti de Paris dans les premiers jours de janvier 1856, comptait encore quelques stomatites ulcéreuses lorsqu'il s'installa au camp de Sathonay, près de Lyon. Là, probablement sous l'influence des fatigues de la route, le nombre des cas augmenta assez rapidement, et, dans l'espace de moins de trois mois, atteignit le chiffre de 48 ; mais cette recrudescence ne fut pas de longue durée; et lorsque, à quelque temps de là, le régiment s'embarqua pour l'Algérie, l'épidémie avait définitivement disparu, ne laissant après elle que des cas isolés, comme on en observe, je crois, dans tous les régiments, et dont un fut constaté encore au pied du mont Jurjura, au début de l'expédition de Kabylie (1856).

Ainsi, dans ces deux régiments, l'épidémie naît en juin 1855, pendant qu'ils occupent, l'un (le 77e) les forts de Noisy et d'Aubervilliers, et l'autre les casernes de la Pépinière et de la rue Verte. Mais, dans le premier, elle décline dès le mois d'octobre, au moment où il quitte les forts pour s'installer dans la caserne Napoléon; dans le 90e, au contraire, qui ne change pas de casernement, elle ne décline sensiblement qu'en décembre, c'est-à-dire sous l'influence probable de l'abaissement de la température; et tandis que, dans le 77e, l'épidémie s'éteint complètement en novembre et ne reparaît plus tard que par le fait d'une importation nouvelle, dans le 90e elle semble n'être qu'assoupie, car elle se réveille spontanément sans qu'un nouveau foyer d'infection lui vienne en aide; puis enfin elle cesse à son tour. Et, dans ce régiment comme dans l'autre, le retour à l'état normal s'annonce par l'apparition, à des intervalles plus ou moins éloignés, de stomatites isolées, sortes de germes pour des épidémies nouvelles, que l'on retrouverait ainsi, sans doute, dans tous nos régiments.

Il convient d'ajouter maintenant que, pendant la

période de temps comprise entre 1854 et 1856, la garnison de Paris n'a pas été seule atteinte par l'épidémie. D'une part, en effet, les recrues qui, en septembre 1855 et en août 1856, étaient venues compléter les bataillons de guerre du 77e, déjà atteints, au moins en 1855, avaient aussi apporté l'épidémie avec elles, les premières de Napoléon-Vendée, et les autres de Laval ; et, d'autre part, le 53e, qui, en 1855, n'avait envoyé à l'hôpital du Roule qu'un très-petit nombre de stomatites ulcéreuses, était atteint, quelques mois plus tard (février 1856), par une épidémie qui envoyait chaque jour un grand nombre d'hommes à l'hôpital d'Orléans ou à la consultation du médecin traitant, mais dont il était débarrassé d'ailleurs, lorsqu'au mois de juin suivant il vint s'installer au fort d'Ivry.

De plus, les rapports semestriels de 1855, que M. Lemaire, chef du bureau des hôpitaux au ministère de la guerre, a bien voulu me communiquer, m'ont permis de constater que, sur divers points de la France, plusieurs régiments avaient compté un nombre de stomatites ulcéreuses inférieur, il est vrai, à celui qu'ont fourni plusieurs régiments de la garnison de Paris, mais plus élevé assurément que celui qu'on observe en temps ordinaire. Ainsi, dans le 5e de hussards, 39 cas de stomatite ulcéreuse ont été signalés par le médecin-major; au dépôt du 1er de ligne, en garnison à Verdun, les stomatites ont été nombreuses en 1855; enfin le rapport médical sur le 8e de ligne signale, parmi les maladies qui ont dominé en 1854 et 1855, des stomatites ulcéreuses rebelles, et il est probable que si j'avais pu dépouiller tous les autres rapports, j'aurais constaté beaucoup de faits du même genre. Mais, sans chercher d'autres faits que ceux que je viens de signaler, ne pourrait-on pas déjà, au point de vue de la généralité de l'épidémie, établir un rapprochement entre la période de 1854 à 1856 et celle de 1828 à 1830, pendant laquelle une épidémie de stomatite ulcéreuse envahit également un grand nombre de régiments ? L'analogie des conditions météorologiques sous l'influence desquelles l'épidémie semble s'être développée aux deux époques, justifie encore plus ce rapprochement.

Quoi qu'il en soit, un fait qu'il importe de signaler, c'est que, ni en 1855, ni en 1829, on n'a constaté aucune épidémie du même genre dans la population civile.

Ici se termine le résumé de la marche de l'épidémie que j'ai observée. Mais avant d'aborder l'étude de la maladie dans tous ses détails, je dois dire que des 368 faits que j'ai pu réunir, il n'y en a que 95 (1) dont l'observation ait été recueillie; c'est d'après ces derniers seulement que j'ai tenté de donner une description complète de la stoma-

(1) J'ai recueilli moi-même le plus grand nombre de ces observations; cependant il en est quelques-unes que je dois à l'obligeance de MM. Broussais, Tardy et Legrand, élèves du service.

tite ulcéreuse des soldats ; quant aux autres, ils n'ont pu me fournir que des documens sur l'âge, sur le grade, sur l'arme et sur la durée du service.

MONOGRAPHIE

DE LA STOMATITE ULCÉREUSE DES SOLDATS.

CHAPITRE PREMIER.

Définition. — Synonymie. — Frequence. — Documents sur les armées étrangères.—Origine probable de la maladie.—Bibliographie.

La stomatite ulcéreuse des soldats est une maladie spécifique, contagieuse, et caractérisée anatomiquement par des ulcérations de forme et d'étendue variables, qui peuvent se développer sur tous les points de la muqueuse buccale, mais qui ont pour siège de prédilection les gencives et la face interne des joues, et qu'accompagnent toujours une salivation abondante, une fétidité extrême de l'haleine, et un engorgement plus ou moins prononcé des ganglions sous-maxillaires.

Cette maladie, que je désigne simplement par le nom de *stomatite ulcéreuse*, ne diffère pas, selon moi, de celle qui a été observée particulièrement chez les enfants, et décrite par quelques auteurs comme une affection gangréneuse, sous les noms de *stomacace, gangrène scorbutique des gencives, érosion gangréneuse des joues, stomatite gangréneuse ;* que d'autres ont considérée comme étant de nature *diphthéritique;* à laquelle d'autres encore ont donné le nom de *stomatite ulcéro-membraneuse*, rappelant ainsi, par un mot composé, les deux caractères qui sont à leurs yeux pathognomoniques; que d'autres enfin ont décrite comme une sorte de scorbut local, sous le nom de *scorbut de la bouche*. Et si, me trouvant d'accord en cela avec MM. Barrier et H. Larrey, j'adopte la dénomination de stomatite ulcéreuse à l'exclusion de toutes les autres, ce n'est pas seulement parce que l'ulcération est en effet la lésion constante, caractéristique de la maladie, mais aussi parce que cette maladie n'est positivement, j'espère le démontrer plus loin, ni une affection gangréneuse, ni une diphthérie, ni un scorbut.

Quant à la *fégarite*, maladie rare et peu connue en France, et sur laquelle je n'ai trouvé d'ailleurs que des documents très-incomplets, elle me paraît présenter une très-grande analogie avec la stomatite ulcéreuse ; peut-être même n'en diffère-t-elle que par un caractère de gravité dû à des influences climatériques et que n'offre jamais la stomatite ulcéreuse de nos contrées.

La stomatite ulcéreuse, si commune par moments dans les hôpitaux d'enfants, et toujours si rare dans nos hôpitaux d'adultes, est extrêmement fréquente et véritablement endémique dans notre armée de terre : tous les médecins militaires auprès desquels j'ai pu me renseigner ont été unanimes sur ce point ; et si cette assertion avait eu besoin d'être confirmée, j'aurais trouvé la preuve de son exactitude, à la fois dans les travaux qui ont été déjà publiés sur le même sujet (1), et dans les rapports semestriels que j'ai été autorisé à consulter.

Dans la flotte, au contraire, la maladie est à peu près inconnue, et ce n'est pas là un des faits les moins singuliers de son histoire.

Les documents que je dois à l'obligeance de mes honorables confrères des armées étrangères m'ont révélé un fait encore ignoré peut-être, car je ne l'ai vu signalé nulle part, à savoir que la stomatite ulcéreuse n'a jamais été observée, ni à l'état endémique, ni à l'état épidémique, dans les armées Autrichienne, Danoise, Egyptienne, Espagnole, Hollandaise, Prussienne, Napolitaine, Sarde, Saxonne, Suédoise (2), Tunisienne, et Wurtembergeoise. Je n'ai de notes écrites ni sur l'Angle-

---

(1) « La stomatite offre quelquefois le caractère épidémique, mais elle est *essentiellement endémique* chez les soldats. » — *Caffort*, Arch. générales de méd., t. XXVIII, p. 69.

« Il entre journellement dans les hôpitaux militaires un grand nombre d'hommes atteints de maladies de la bouche désignées par les noms d'affection scorbutique des gencives, de gingivite, de stomacace. » — *Brée*, Recueil de Mémoires de méd. et de chirurgie milit., t. XXXV.

« Surpris du grand nombre de stomatites qui reviennent *chaque année* à l'époque de la chaleur, j'ai voulu connaître, etc. » — *Malapert*, Recueil de Mém. de méd. et de chir. milit., t. XLV.

« La stomatite, rare chez les adultes en général, est fréquente chez les soldats. » — *L. Bergeron*, Thèse inaugurale, Paris, 1851.

(2) Je n'ai reçu directement aucun document sur les armées Suédoise et Norwégienne, mais je tiens de M. le professeur Bendz (de Copenhague), qui a pris la peine de s'en informer auprès de ses collègues de l'armée Suédoise, que la stomatite ulcéreuse y est complètement inconnue.

terre, ni sur la Russie, mais je tiens de médecins militaires attachés aux armées de ces deux pays, que la stomatite ulcéreuse y est également inconnue, bien qu'elle soit très-commune, au moins en Angleterre, dans les ateliers et les écoles d'enfants.

Dans l'armée Portugaise, au contraire, la maladie a été, jusque dans ces derniers temps, presqu'aussi fréquente que dans la nôtre, et elle y a pris plus d'une fois le caractère épidémique. Enfin, les soldats belges, sans y être à beaucoup près aussi sujets que les nôtres, n'en sont pas cependant complètement exempts (1). Je n'ai encore reçu aucun renseignement sur les armées de Turquie et de Bavière (2).

A quelle époque remonte la première apparition de cette maladie dans notre armée? C'est ce que mes recherches ne me permettent pas de dire d'une manière précise; j'en ai vainement cherché la trace dans le journal de médecine militaire du siècle

---

(1) Archives belges de médecine militaire, mai et juin 1857.

(2) Pour éviter toute confusion sur la nature de la maladie, non seulement j'ai pris soin d'indiquer en tête du *questionnaire* que j'ai adressé aux médecins étrangers, la synonymie du nom que j'ai adopté, mais de plus j'ai joint à ce questionnaire une note publiée par moi en 1855 et dans laquelle se trouvent consignées 12 observations qui résument complètement les caractères de la stomatite ulcéreuse. De ce côté donc, je m'étais, autant que possible, mis en garde contre la cause d'erreur que je pouvais le plus redouter. Or, le nom et les caractères de la maladie étant bien précisés, on comprend que j'aie accepté avec la plus entière confiance les renseignements qui m'étaient fournis par des hommes tels que ceux dont je me suis plu à citer les noms par un sentiment de gratitude et aussi dans la pensée qu'ils seraient une garantie de l'exactitude des faits qui seront consignés dans ce travail au sujet des armées étrangères.

dernier, et Desgenettes, qui en a parlé le premier, je crois, est peut-être aussi le premier qui l'ait observée. Le silence des auteurs spéciaux qui l'ont précédé, et l'incertitude qui paraît avoir existé un instant sur la nature de la maladie, lorsque, au printemps de 1793, elle se montra sous forme épidémique dans l'armée d'Italie, autorisent cette supposition, qui par conséquent ferait coïncider l'apparition de cette endémo-épidémie dans nos armées avec l'immense levée d'hommes qui fut faite à cette époque, et dont le premier résultat fut d'augmenter, dans une proportion considérable, l'effectif de chaque régiment, et de multiplier ainsi dans les garnisons ou dans les camps les chances d'encombrement (1). Mais ce n'est là qu'une présomption, qui, je le reconnais, appelle de nouvelles recherches.

Quoi qu'il en soit, ce qui est certain, c'est que, à des intervalles plus ou moins longs, et sous l'influence de causes qui ne sont pas toutes également

---

(1) Les rédacteurs du Recueil de mémoires de médecine et de chirurgie militaires, dans une note qui précède un travail de MM. Payen et Gourdon sur la stomatite ulcéreuse des soldats, rappellent les observations de Desgenettes, et font en même temps allusion à un passage de Van Swieten (Comment. de Boerhaave), ainsi qu'à des travaux insérés par Berthe, Capdeville et Chopart dans les Mémoires de l'Académie de chirurgie (t. V), sur une maladie de la bouche qui, selon eux, ne différerait en rien de celle observée par Desgenettes et plus tard par Larrey, puis enfin par MM. Payen et Gourdon. Mais j'ai lu avec la plus grande attention les passages indiqués, et il m'a été impossible d'y voir autre chose qu'une description de la gangrène de la bouche, c'est-à-dire d'une maladie très-distincte de la stomatite ulcéreuse.

faciles à déterminer, on voit la maladie devenir *épidémique* et envahir tantôt une garnison ou une armée entière, tantôt une partie seulement des corps qui les composent. D'après ce qui m'a été rapporté par plusieurs médecins majors, j'ai lieu de croire que ces épidémies sont très-fréquentes (1); mais soit qu'elles aient passé inaperçues, soit que plus probablement, en raison du peu de gravité de la maladie, les faits n'aient pas paru mériter d'être publiés, toujours est-il que les annales de la médecine militaire ne renferment qu'un très-petit nombre de relations d'épidémies de stomatite ulcéreuse; elles sont d'ailleurs moins riches encore pour ce qui concerne l'histoire générale de la maladie.

En effet, après l'épidémie que Desgenettes a fait connaître d'une manière très-sommaire (2), et celle qui, l'année suivante (1794), fut observée par Larrey (3) sur les troupes de l'armée des Alpes, la maladie n'est plus signalée qu'en 1807, après la bataille d'Eylau, et cette fois encore c'est Larrey (4) qui en fait mention. En 1810, le docteur Montgarni observa dans plusieurs régiments de notre armée d'occupation en Espagne, une maladie de la muqueuse buccale, qu'il considéra comme particulière

(1) M. le docteur Lacronique a observé trois épidémies de stomatite ulcéreuse dans le 67e de ligne en 1842, 1843 et 1844; une en 1848 à Briançon, et deux autres à Perpignan (1852-1853). *Note manuscrite.*

(2) Notes pour servir à l'histoire médicale de l'armée d'Italie, citées par Ozanam, Malad. épidém., t. IV.

(3) Mémoires de chirurgie militaire, t. I, p. 86.

(4) Mémoires de chirurgie militaire, t. I, p. 86.

au pays, mais qui, d'après la description qu'en a donnée Ozanam (1), me paraît n'être autre chose que notre stomatite ulcéreuse, rendue un peu plus grave peut-être par l'influence du climat. Mais s'il me reste encore quelque doute sur la nature véritable de la maladie observée par Montgarni, je n'en conserve aucun sur celle de l'épidémie que la légion de la Vendée apporta de Bourbon-Vendée à Tours en 1818, et que je n'hésite pas à séparer complètement des affections diphthéritiques et à considérer comme une simple épidémie de stomatite ulcéreuse, avec complication de véritable diphthérie dans quelques cas, sous l'influence de la constitution médicale régnante.

De 1818 à 1829, il n'est fait mention d'aucune épidémie nouvelle dans l'armée; mais, dans le cours de cette dernière année, des épidémies de stomatite ulcéreuse sont signalées à la fois à Paris et dans la plupart des garnisons du midi de la France; deux d'entre elles seulement ont été décrites, l'une par le docteur Caffort (2), chirurgien de l'hôpital de Narbonne, l'autre par MM. Payen et Gourdon (3), attachés à l'hôpital militaire de Toulon.

En 1835, le docteur Léonard, médecin-major (4), a publié quelques détails fort intéressants sur une

(1) Ozanam, Maladies épidémiques, t. IV, p. 287.

(2) Archives générales de médecine, t. XXVIII, p. 56.

(3) Recueil de Mémoires de médecine, de chirurgie et de pharmacie militaires, t. XXVIII.

(4) Recueil de Mém. de méd. et de chir. militaires, t. XXXVIII, p. 296.

épidémie observée l'année précédente dans le 55e régiment de ligne; enfin, en 1838, M. le docteur Malapert (1), dans un article sur les stomatites occasionnées par l'encombrement, a fait allusion à une épidémie dont avait été atteint, en 1833, un bataillon d'infanterie en garnison à Carcassonne. Et maintenant, si j'ajoute à cette série de documents le travail de M. le docteur Brée (2) et la thèse de mon homonyme M. le docteur Louis Bergeron (3), aujourd'hui médecin de l'hôpital de Corte (Corse), j'aurai indiqué tous les travaux à l'aide desquels j'ai pu contrôler le résultat de mes propres observations.

---

(1) Recueil de Mémoires de médecine et de chirurgie militaires, t. XLV, p. 280.

(2) Recueil, etc., t. XXXV, p. 169.

(3) Thèse inaugurale. Paris, 1851.

CHAPITRE II.

Etiologie.

L'étiologie de la stomatite ulcéreuse des soldats présente encore des points obscurs, que des recherches ultérieures éclairciront sans doute, mais sur lesquels je ne crois pas qu'il soit possible aujourd'hui de se prononcer d'une manière absolue. Quoi qu'il en soit, une analyse attentive des conditions dans lesquelles se développe la maladie m'a conduit à admettre, d'une part, comme un fait sinon démontré au moins très-vraisemblable, qu'elle est due à l'action d'un miasme produit par l'atmosphère viciée qui résulte de l'agglomération des soldats dans des locaux non ventilés, et d'autre part, comme un fait incontestable, qu'elle engendre à son tour un principe toxique, transmissible par diverses voies des individus malades aux individus sains. D'où il suit, que l'encombrement comme cause productrice, et la contagion comme cause de propagation, dominent et résument en quelque sorte, à mes yeux, l'étiologie de la stomatite ulcéreuse. Mais en dehors de ces deux causes principales, il est certains états météorologiques qui semblent favoriser la production du miasme et sa propagation, qui par conséquent doivent favoriser aussi le développement des épidémies, et dont l'étude devra naturellement suivre celle de l'encombrement et de la contagion. Puis, je passerai en revue plusieurs groupes d'influences physiologiques, hygiéniques et pathologiques qui, selon moi, ne jouent d'autre rôle, dans cette circonstance, que celui de causes prédisposantes, mais dont quelques-unes ont été considérées par d'autres auteurs comme produisant directement la maladie, et qui, à ce titre seul, méritaient d'être examinées avec soin. Enfin j'indiquerai en terminant un dernier ordre de causes dont l'action, le plus souvent inaperçue, me paraît s'être montrée bien évidente dans quelques cas : je veux parler de certaines causes occasionnelles.

ARTICLE PREMIER. — *Cause productrice et causes de propagation.*

A. *Encombrement.*—Je n'ai pas à prouver ici qu'il y a encombrement dans les casernes, dans les baraques de campement et dans les corps-de-garde ; sur ce point, les travaux de MM. Michel Lévy et Boudin, et le mémoire précédemment cité de M. Malapert, ne peuvent laisser aucun doute (1) ;

---

(1) Michel Lévy, Traité d'hygiène.
Boudin, Annales d'hygiène publique et de médecine légale, t. XXXIX, p. 374 et suiv.
Malapert (loc. cit.).
Voir aussi dans les Annales, t. X, le mémoire de Benoiston de Châteauneuf sur la mortalité dans l'infanterie française ; t. XLI, le mémoire de Papillon, chirurgien en chef de l'hôpital de Belfort, sur

j'engage d'ailleurs ceux qui en conserveraient, à entrer le matin dans une chambrée, avant le départ des hommes : ils comprendront de suite quelle funeste influence doit exercer sur la santé des troupes cette atmosphère infecte que les soldats respirent pendant huit ou dix heures de suite en été, et pendant quatorze heures en hiver, sans autre renouvellement d'air que celui qui résulte des allées et venues, toujours très-rares pendant la nuit. L'encombrement n'est donc pas contestable, et les médecins militaires lui font une part très-large dans l'étiologie de la plupart des maladies endémiques et épidémiques des armées : qu'il s'agisse du scorbut, du typhus, de la dyssenterie, de la fièvre typhoïde, de la stomatite ulcéreuse ou de l'ophthalmie granuleuse, toujours l'encombrement figure en tête des causes productrices ou des causes de propagation de la maladie.

Mais si, au point de vue de la propagation, on peut sans peine se rendre compte de l'influence de l'agglomération des soldats, on s'explique plus difficilement qu'elle puisse, à elle seule, engendrer les miasmes apparemment très-dissemblables auxquels sont dues des affections si distinctes par leur expression symptomatique. Cependant, lorsqu'on étudie attentivement les faits, on reconnaît d'abord que ces différentes maladies peuvent se diviser assez exactement en deux groupes, dont l'un comprend les épi-

---

la ventilation appliquée à l'hygiène militaire ; t. XXXIX, article de M. Desjobert sur l'hygiène de l'armée.

démies qui ne sévissent guère que sur les armées en campagne, le scorbut, le typhus et la dyssenterie (1), et dont l'autre comprend les endémo-épidémies des armées sédentaires, la fièvre typhoïde, la stomatite ulcéreuse, l'ophthalmie granuleuse, qui semblent disparaître complètement dans les conditions hygiéniques de la guerre active (2). Puis, on reconnaît en outre qu'à chacun de ces groupes correspondent des conditions d'encombrement très-différentes les unes des autres; enfin, on peut encore constater dans les conditions d'encombrement qui donnent naissance aux maladies du premier groupe, l'inter-

---

(1) Certainement, on a plus d'une fois observé en temps de paix des épidémies de dyssenterie dans les garnisons; mais dans ces cas elles étaient presque toujours dues à des influences générales se faisant sentir également sur les troupes et sur la population civile. Il est bien entendu d'ailleurs qu'en parlant des épidémies de dyssenterie qui sévissent sur les armées en campagne, je n'ai pas voulu faire allusion à celles qui règnent d'une manière presque constante dans notre armée d'Afrique et qui sont uniquement dues à une influence climatérique.

(2) *a.* «... Ces maladies (la dyssenterie, le typhus, le scorbut) naissent aux armées, dans les garnisons encombrées, dans les camps et dans les villes assiégées; *elles remplacent dans ces circonstances les formes morbides qui se montrent en temps de paix dans les conditions ordinaires de la vie militaire.*» — *Tholozan*, Recherches sur les maladies de l'armée d'Orient pendant l'hiver de 1854-55. Gaz. médic., 1856, p. 612.

b. La stomatite ulcéreuse ne figure pas dans le tableau des maladies qu'a traitées le docteur d'Haspel sous les murs de Sébastopol; d'un autre côté, les épidémies observées par Desgenettes et Larrey semblent être en contradiction avec la division que j'ai admise plus haut; mais la contradiction n'est qu'apparente, par cette raison qu'après la prise de Saourgio, comme après la bataille d'Eylau, les troupes restèrent plusieurs mois campées dans des conditions très-analogues à celles des armées sédentaires, au moins quant à l'agglomération.

vention d'éléments assez distincts pour expliquer la diversité de ces maladies (1).

Mais quels sont, au contraire, les éléments qui s'ajoutent à l'encombrement pour produire, tantôt la stomatite ulcéreuse, tantôt l'ophthalmie granuleuse ou la fièvre typhoïde ? c'est ce que l'on ignore, c'est du moins ce que je n'ai pu reconnaître et ce que personne, d'ailleurs, n'a, que je sache, indiqué jusqu'ici. Mais je dois le dire d'ailleurs, c'est moins par des preuves directes que par exclusion que j'ai été amené à reconnaître dans l'encombrement la cause première de la stomatite ulcéreuse ; ces preuves sont en effet peu nombreuses, mais elles me paraissent propres cependant, sinon à résoudre définitivement la question, du moins à dissiper en partie l'obscurité qui l'entoure.

Le docteur Léonard rapporte (2) qu'au mois d'août 1834, un bataillon du 55e de ligne ayant reçu l'ordre de quitter Bone pour rentrer en France,

(1) Ainsi, on sait que, lorsqu'à l'agglomération dans les camps ou dans les villes assiégées, s'ajoute l'action du froid et de l'humidité et celle d'une alimentation trop uniforme, c'est le scorbut qui se développe. Qu'à l'encombrement vienne se joindre, surtout pendant les chaleurs, l'usage d'aliments avariés, et la dyssenterie apparaîtra ; qu'enfin les hommes soient entassés au milieu d'une atmosphère viciée à la fois par les émanations d'un grand nombre de malades ou de blessés, ou par les exhalaisons infectes qui se dégagent, malgré toutes les précautions prises en pareil cas, des cadavres, des détritus de toute nature qui s'accumulent autour d'une armée de siège ou dans une ville assiégée, et bientôt le typhus commencera à exercer ses ravages.

(2) Recueil de Mémoires de méd. et de chir. milit., t. XXXVIII, (1835), p. 296.

des bâtiments marchands furent nolisés pour effectuer le transport; un bâtiment napolitain, entre autres, reçut 125 hommes, mais, par suite du mauvais temps, il resta dix-huit jours en mer, et pendant tout ce temps les soldats furent contraints de rester enfermés dans le navire, l'état de la mer ne leur permettant pas de demeurer sur le pont : or, les résultats de cet encombrement furent une épidémie de fièvre typhoïde à laquelle trente passagers (25 p. 100) succombèrent, et une épidémie de stomatite ulcéreuse dont furent atteints presque tous ceux que l'affection typhique avait épargnés. Je n'insiste pas encore ici sur cette singulière coïncidence, déjà signalée par moi (p. 9), de deux maladies qui, bien que très-différentes sous tous les rapports, se développent simultanément sous l'influence d'une même cause, parce que j'aurai l'occasion de revenir plus tard sur ce sujet, et je me borne à constater dans le fait qui précède l'influence évidente de l'encombrement sur la production de la stomatite ulcéreuse.

Parmi les médecins militaires qui ont écrit sur la stomatite ulcéreuse des soldats, M. Malapert est le seul, je crois, qui lui ait expressément assigné l'encombrement pour cause, et, dans un travail (1) où se trouvent exposés d'ailleurs les éléments divers qui, par leur réunion, forment le méphitisme

(1) Recueil de Mém. de méd., de chir. et de pharm. militaires, t. LXV.

des casernes et des corps de garde, il cite à l'appui de son opinion le fait d'un bataillon d'infanterie dont le service lui avait été confié, et qui présenta un grand nombre de stomatites ulcéreuses, très-fréquentes surtout chez les soldats qui habitaient une chambrée très-étroite (1).

Ces deux faits me paraissent significatifs; mais il en est d'autres qui, pour ne fournir que des preuves indirectes, n'en contribuent pas moins à éclairer la question.

Ainsi, tandis que l'on observe d'une manière à peu près constante des cas plus ou moins nombreux de stomatite ulcéreuse dans la plupart des régiments de la métropole, casernés dans des bâtiments en général fort mal appropriés à leur destination actuelle, mais tous également dépourvus de moyens d'aération, on ne trouve la maladie, au contraire, ni en Algérie (2), où les soldats, quand ils ne sont

(1) La caserne de la rue Verte, à Paris, a été signalée dans un des rapports semestriels que j'ai analysés, comme étant mal aérée et présentant d'ailleurs un ensemble de conditions hygiéniques peu satisfaisantes. Or, il est digne de remarque que le régiment qui, en 1855, a été le plus atteint par l'épidémie de stomatite ulcéreuse, était précisément le 90e, dont une partie occupait la caserne de la rue Verte.

(2) Des médecins militaires, ayant séjourné plusieurs années en Afrique, affirment n'y avoir observé que des cas isolés et fort rares de stomatite ulcéreuse; cependant M. Bertherand en aurait vu un assez bon nombre chez les soldats du train revenant d'expédition ; mais ce fait tout exceptionnel, et qui a probablement sa raison d'être dans l'agglomération accidentelle d'hommes à peine remis des fatigues d'une campagne, n'infirme en rien le fait généralement reconnu de la rareté des stomatites ulcéreuses dans les garnisons de l'Algérie.

pas en marche, habitent des casernes beaucoup plus vastes que celles de France, ni à Rome, où nos troupes sont logées dans d'immenses couvents dont la division cellulaire doit encore ajouter à la salubrité du casernement (1).

Un dernier fait qui, à mes yeux, a une grande valeur, c'est que la stomatite ulcéreuse est à peu près inconnue dans le bataillon des sapeurs-pompiers, corps essentiellement sédentaire et dont le service est au moins aussi pénible que celui des autres troupes de la garnison de Paris, mais qui, par suite de circonstances particulières, se trouve placé précisément, au point de vue du casernement, dans des conditions d'hygiène bien préférables à celles que trouve le reste de l'armée dans l'immense majorité des garnisons; et cela, non pas parce que le règlement accorde aux hommes de ce bataillon, pour leurs chambrées, un volume d'air plus considérable qu'aux autres soldats, mais tout simplement parce que les nécessités du service retiennent nuit et jour hors de la caserne la moitié de l'effectif.

En me faisant connaître ces détails, M. le docteur Burgkly, médecin-major des sapeurs-pompiers, a encore signalé à mon attention l'excessive rareté de la fièvre typhoïde dans son bataillon.

---

(1) Il résulte des renseignements qu'a bien voulu m'adresser M. le docteur Mayer, médecin en chef du corps d'occupation à Rome, que, dans l'espace de sept ans, il n'y a pas eu dans la garnison française un seul cas de stomatite ulcéreuse.

MM. Valle et Mendez, dans les notes extrêmement intéressantes qu'ils ont eu l'obligeance de m'adresser, sur la stomatite ulcéreuse des soldats portugais, indiquent aussi l'encombrement comme une des principales causes de la maladie. Enfin, il n'est pas inutile de rappeler que la stomatite ulcéreuse des enfants, identique selon moi à celle des soldats, se développe tantôt dans des loges ou dans des chambres d'ouvriers, tantôt dans des salles d'asile ou des écoles communales, c'est-à-dire dans des lieux où l'agglomération et l'absence de ventilation régulière engendrent un méphitisme analogue à celui des casernes et des corps-de-garde.

Si je ne me suis pas mépris sur la signification de ces faits, ils justifient, ce me semble, l'opinion que j'ai émise touchant la cause probable de la stomatite ulcéreuse des soldats ; cependant, je suis le premier à reconnaître qu'ils ne présentent pas ce caractère d'évidence qui entraîne la conviction, et il est certain qu'ils auraient beaucoup plus de valeur si je pouvais y joindre la preuve que l'encombrement n'existe dans aucune des armées étrangères qui sont exemptes de la stomatite endémo-épidémique. Malheureusement, sur ce point, ou les documents me font défaut, ou ils sont peu favorables, je dois le dire, à la thèse que je soutiens.

Ainsi, pour ce qui concerne l'Angleterre, la question d'encombrement dans les casernes paraît aujourd'hui définitivement jugée (1), et elle est au moins discutable pour les autres pays. Toutefois, les notes manuscrites que j'ai sous les yeux m'autorisent à penser qu'en Belgique et en Danemark, si les moyens de ventilation usités dans les casernes ne valent guère mieux que les nôtres, on les emploie du moins avec plus de régularité ; enfin, il est certain qu'en Prusse le cubage d'air réglementaire est supérieur à celui de la plupart de nos anciennes casernes.

B. *Contagion. Inoculation.* — A l'exception du docteur Caffort, tous les auteurs qui, jusqu'à ce jour, se sont occupés de la stomatite ulcéreuse des soldats, l'ont considérée comme contagieuse ; mais ils ont omis de fournir des preuves à l'appui de leur opinion. Le docteur Léonard seul a relaté un fait qui me paraît démontrer d'une manière peremptoire que la maladie est en effet contagieuse. Ce médecin rapporte que le détachement du 3e bataillon du 55e de ligne, qui, pendant la traversée de Bone à Marseille, avait été en grande partie atteint de stomatite ulcéreuse, s'étant trouvé en rapport, à son arrivée à Aix, avec les deux premiers bataillons du régiment, composés de nouvelles recrues et jusque-là complètement exempts de la ma-

(1) Le rapport de la commission d'enquête chargée de rechercher les causes de la mortalité excessive de l'armée anglaise, constate que les deux tiers des décès sont dus à la consomption et à d'autres maladies, par suite de l'encombrement dans les casernes de la capitale.

ladie, on vit bientôt la stomatite envahir toutes les compagnies. Après sa réorganisation, le 55e fut encore divisé et réparti sur trois points différents, à Aix, à Antibes et à Toulon, et dans ces trois garnisons la maladie régna depuis le mois d'août 1834 jusqu'au mois d'avril 1835.

Je crois, du reste, qu'aujourd'hui tous les médecins militaires sont d'accord sur la question de transmission ; il est constant, du moins, que beaucoup de médecins-majors font manger à part les soldats atteints de stomatite ulcéreuse, et c'est surtout dans le but de faire disparaître la cause de propagation qu'il considère comme la plus active, que M. H. Larrey a demandé la suppression générale de la gamelle et du bidon communs.

Mais, si l'on s'entend sur le fait de la transmissibilité, on ne s'entend plus sur le mode de transmission. Ainsi, tandis que le docteur Léonard pense qu'elle ne peut avoir lieu que par contact, M. Malapert estime qu'elle se fait uniquement par infection miasmatique ; enfin, M. L. Bergeron croit la transmission possible par les deux voies, mais surtout par le contact immédiat de la bouche avec les ustensiles dont se sont servis les hommes atteints. Quant à moi, si j'admets également en principe que la stomatite ulcéreuse est transmissible à la fois par contact et par infection miasmatique, je suis convaincu qu'en fait la transmission a lieu bien plus souvent par ce dernier mode que par le premier.

En effet, si je consulte mes observations, je constate que, sur 75 malades interrogés dans ce sens, un seul a dit se rappeler que, quelques jours avant le début de la stomatite, il s'était servi du gobelet d'un camarade atteint de la même maladie ; or, si les souvenirs des autres soldats ont été exacts, et j'ai tout lieu de les croire tels (1), il faut reconnaître qu'il y a dans cette énorme disproportion un argument puissant en faveur de la transmission par infection miasmatique. Je crois donc, pour ma part, que la stomatite ulcéreuse est une maladie *infectieuse*, mais je crois aussi qu'elle est transmissible par contact immédiat ; et si j'admets ce dernier mode de transmission, ce n'est pas seulement parce qu'il a été admis par MM. Léonard, Bergeron et Larrey, mais aussi parce qu'il a été mis hors de doute par M. Taupin (2) pour la stomatite ulcéreuse des enfants, que je ne sépare pas de celle des soldats.

Quoi qu'il en soit, étonné qu'on n'eût pas encore cherché à élucider la question de contagion par voie d'expérimentation directe, j'ai tenté de combler cette lacune, et c'est naturellement sur moi que j'ai fait la première expérience.

Ayant donc fait choix d'un soldat de 21 ans, au

---

(1) Les soldats croient pour la plupart à la contagion de la stomatite ulcéreuse; aussi évitent-ils avec le plus grand soin de se servir des ustensiles de ceux qui en sont atteints.

(2) Journal des connaissances médico-chirurgicales, t. VI, 1838-1839.

service depuis six mois, robuste, habituellement bien portant, n'accusant aucun antécédent syphilitique, et ne portant en effet aucune trace d'accidents primitifs, ayant les dents saines, mais atteint depuis huit jours d'une stomatite caractérisée par une ulcération du bord libre des gencives supérieure et inférieure et par une ulcération de la paroi latérale (droite), recouverte d'un pus sanieux sous lequel on voyait ressortir çà et là les bords détachés d'un lambeau membraniforme, j'ai trempé la pointe d'une lancette neuve dans la sanie purulente de cette dernière ulcération, et, avec l'instrument ainsi chargé, un des élèves du service m'a fait une piqûre à la face postérieure de la lèvre inférieure, à un centimètre environ du sillon gingivo-labial. J'ai pris toutes les précautions nécessaires pour que l'absorption fût aussi complète que possible. L'inoculation avait été faite le matin à 7 heures 1/2 (25 octobre 1855), et le soir à 10 heures je constatai au niveau de la piqûre une petite pustule miliaire dont il ne restait pas trace le lendemain. Pendant les sept jours qui suivirent, je ne sentis et ne vis absolument rien; aussi je considérais l'expérience comme négative, lorsque, dans l'après-midi du 7e jour (31 octobre), ayant été obligé de monter sur l'impériale d'une voiture publique pour me rendre à quelque distance de Paris, je fus saisi par le froid. A mon arrivée, après trois quarts d'heure de route, je fus pris d'un frisson bien caractérisé; des nausées survinrent; cependant, en moins d'une demi-heure, frisson et nausées avaient disparu, et il ne me restait de tout ce malaise qu'une anorexie complète. Mais, une heure plus tard, j'éprouvai dans toute la bouche, et surtout à la langue, un sentiment de chaleur incommode ; la déglutition devint douloureuse, et je constatai le soir, sur les 11 heures, une injection manifeste du voile et des piliers, en même temps que des pustules plus saillantes et plus larges que celle que j'avais observée le jour de l'inoculation, à la pointe de la langue et à la lèvre supérieure près de la commissure droite. Le lendemain, ces pustules étaient rompues et remplacées par des ulcérations ayant environ deux millimètres de diamètre, et offrant la plus grande analogie avec les ulcérations aphtheuses ; la salive était évidemment plus abondante qu'à l'ordinaire ; mais je ne me ressentais aucunement des troubles généraux de la veille ; l'appétit était revenu et la soif était nulle. Au bout de trois jours les ulcérations se cicatrisèrent, mais il me resta un sentiment de chaleur dans toute la cavité buccale, avec rougeur du pourtour de l'isthme pharyngien et gêne plutôt que douleur dans les mouvements de déglutition. Trois jours plus tard, c'est-à-dire le 6 novembre, tout avait disparu, et je me croyais complètement débarrassé, lorsque le 9, dans la soirée, je fus pris d'un véritable accès de fièvre, avec frisson et sentiment de courbature, puis chaleur vive, plénitude et fréquence du pouls, enfin moiteur générale pour terminer la scène, qui ne dura pas plus de deux heures, mais à la suite de laquelle la douleur de gorge reparut, en même temps qu'un sentiment de chaleur dans les gencives. A dater de ce moment, les troubles généraux ne se reproduisirent plus, mais la gorge et les gencives restèrent congestionnées et douloureuses; j'éprouvais même dans toute la région sous-maxillaire un sentiment de gêne, et je constatai du côté droit la présence d'un ganglion douloureux quoiqu'à peine tuméfié; enfin le 20 novembre, c'est-à-dire vingt-sept jours après l'inoculation et vingt jours après le début des phénomènes morbides, tout rentra définitivement dans l'ordre.

J'ignore l'impression qu'a pu laisser dans l'esprit de ceux qui me lisent le récit de cette inoculation et de ses suites ; mais ce qui est certain, c'est que, pour ma part, en observant minutieusement cette succession d'accidents mal caractérisés et n'ayant d'ailleurs qu'une ressemblance lointaine avec ceux que j'étudiais chaque jour à l'hôpital, je ne crus pas d'abord qu'il fût possible de les rattacher à la stomatite ulcéreuse, et que je les considérai tout simplement comme appartenant à une stomatite érythémateuse et aphtheuse survenue sous l'influence du froid.

Mais un incident tout à fait inattendu vint quelques jours plus tard m'inspirer des doutes sur la complète innocuité de mon inoculation, et me donner à penser que peut-être elle avait produit une stomatite *discrète* ou *modifiée* analogue à l'éruption que l'on obtenait autrefois par l'inoculation de la variole. L'incident qui me fit ainsi revenir sur mon premier jugement, fut l'apparition chez un de mes parents, vivant dans mon intérieur, d'une stomatite ulcéreuse que je considère comme un véritable type de la maladie : phénomènes prodromiques très-accusés, puis douleur à la gorge et à la gencive supérieure au niveau des dernières molaires gauches ; enfin ulcérations caractéristiques à la voûte palatine, sur la muqueuse inter-maxillaire, à la gencive supérieure et à la paroi latérale gauche, avec fétidité de l'haleine, salivation peu abondante en raison du siége, et engorgement ganglionnaire : rien n'a manqué, et tout a cédé rapidement à l'emploi du chlorate de potasse.

Voilà les faits. Et maintenant, si l'on m'accorde que je n'ai pas pu me tromper sur la nature de la maladie ; si, de plus, on reconnaît avec moi, d'une part, que cette stomatite ne peut être rapportée à aucune influence épidémique régnant alors sur la population civile, et, d'autre part, que chez l'adulte et dans les conditions d'hygiène où se trouvait placé le sujet, la stomatite ulcéreuse est un fait complétement insolite, ne devra-t-on pas reconnaître en même temps que c'est de moi qu'est venue la maladie ? Or, à moins de supposer qu'après avoir changé de vêtements, et après être resté quatre heures dehors, chaque jour, en sortant de l'hôpital, j'ai pu néanmoins rapporter de ce foyer d'infection chez moi le miasme spécifique, il faudra bien admettre, ce me semble, que c'est ma propre stomatite qui lui a donné naissance.

Un esprit plus facile à convaincre que le mien ou plus impatient de publier des faits nouveaux, n'en demanderait pas davantage peut-être pour conclure et pour annoncer que la stomatite ulcéreuse est inoculable, qu'elle est modifiée par cette inoculation dans son expression symptomatique, et que sous cette nouvelle forme elle conserve la propriété de reproduire le principe toxique générateur; mais, en fait de preuves, je ne suis pas moins exigeant pour moi que je ne le serais pour les autres en pareille occurrence; aussi, me bornant à exposer les faits que j'ai observés, j'attends des expériences nouvelles et des résultats plus nets pour me prononcer sur la question d'inoculation. Je n'ai pratiqué qu'une seule inoculation après la mienne, et je me hâte de dire que cette expérience, à laquelle avait bien voulu se prêter M. Grand-Clément, un des élèves civils du service, n'a donné aucun résultat.

On s'étonnera sans doute, au premier abord, que je n'aie pas profité de mon séjour à l'hôpital du Roule pour pratiquer des inoculations sur une large échelle, afin de résoudre immédiatement la question; mais on comprendra aussi que je ne me sois pas cru en droit de prendre pour sujets de mes expérimentations les hommes qui m'étaient confiés; je me suis donc abstenu, et je laisse à d'autres — si les circonstances ne me permettent pas de le faire moi-même — le soin de reprendre non-seulement ces expériences, mais encore l'étude de toutes les conditions dans lesquelles la contagion peut avoir lieu. La stomatite ulcéreuse est-elle contagieuse en dehors de l'état épidémique? A quelle période de son évolution devient-elle contagieuse? A quelle période cesse-t-elle de l'être? La salive renferme-t-elle, comme le pus sanieux des ulcérations, le principe toxique en dissolution? Enfin, les divers parasites, algues, champignons ou vibrions, dont le microscope révèle la présence dans les produits morbides des différentes espèces de stomatite, et en particulier de la stomatite ulcéreuse, sont-ils des agents de transmission (1), ou bien leur rôle dans la contagion est-il tout simplement analogue à celui des spermatozoaires dans la fécondation? Telles sont les questions étiologiques que mon travail laisse sans solution, et que les médecins militaires surtout sont en mesure de résoudre.

C. *Conditions météorologiques qui favorisent la production et la propagation du miasme spécifique.* — On observe en toute saison, dans les régiments et dans les hôpitaux militaires, des cas plus ou moins nombreux de stomatite ulcéreuse ; mais c'est entre le mois d'avril et le mois de décembre qu'ils se montrent le plus fréquents ; presque toujours ils se multiplient dès qu'apparaissent les premières chaleurs, et se maintiennent dans le *statu quo*

---

(1) Demme de Francfort : sur les altérations des tissus déterminées par la gangrène ; analyse *in* Gazette hebdomadaire, n° 40, p. 708, 1857.

pendant l'été ; puis de nouveau ils augmentent de fréquence au commencement de l'automne, et diminuent rapidement vers la fin du mois de novembre. C'est là, sinon une règle absolue, du moins une marche très-ordinaire, qui n'a pas été signalée, il est vrai, dans les travaux antérieurs, mais qui m'a paru ressortir assez nettement de l'ensemble des faits que ces travaux renferment. Il est juste d'ajouter, d'ailleurs, que si les auteurs n'ont pas parlé de la marche dont je viens d'indiquer les différentes phases, ils ont tous constaté l'influence de la chaleur sur la production ou au moins sur la propagation de la maladie.

On voit qu'il me reste des doutes sur le rôle que joue la température dans la production du miasme, et ces doutes trouvent leur raison d'être dans l'endémicité même de la stomatite ulcéreuse dans nos régiments. Mais s'il est un fait évident, c'est assurément l'influence de la chaleur sur la propagation du miasme : il ne peut y avoir sur ce point aucune incertitude ; je ne connais pas en effet un seul exemple d'épidémie de stomatite ulcéreuse s'étant développée dans la période comprise entre le mois d'octobre et le mois de mars : c'est au printemps de 1793 que s'est montrée l'épidémie observée par Desgenettes ; c'est au printemps de 1794 qu'a paru la première dont il soit fait mention dans les Mémoires de médecine militaire de Larrey ; quant à la seconde, bien que la date n'en soit pas indiquée d'une manière précise, il est évident qu'elle a commencé au plus tôt au mois de mars 1807, puisqu'elle ne s'est montrée qu'après la bataille d'Eylau. J'ignore à quelle époque de l'année (1810) le docteur Montgarni a observé la stomatite ulcéreuse épidémique dans la garnison française de Madrid ; mais en supposant que ce fût en hiver, n'est-il pas très-probable que, sous cette latitude, la température devait être au moins égale à celle du printemps dans nos contrées? C'est au mois de juin 1829 que l'épidémie dont M. Payen a donné la relation prit de l'extension dans la garnison de Toulon ; c'est aussi pendant l'été de 1829 et celui de 1831 que des épidémies de stomatite ulcéreuse ont envahi la plupart des garnisons du midi de la France; c'est au mois d'août 1834 qu'une épidémie s'est déclarée à bord du bâtiment qui transportait de Bone à Marseille un détachement du 55e de ligne; enfin, c'est au mois de septembre 1854 et au mois de juin 1855 qu'ont commencé les épidémies observées en dernier lieu au Roule et au Val-de-Grâce sur les soldats de plusieurs régiments de la garnison de Paris. En Portugal, c'est également au printemps et à l'automne que MM. Valle et Mendez ont observé dans l'armée des épidémies de stomatite ulcéreuse.

Ces faits sont significatifs; ils n'offrent d'ailleurs rien d'insolite, rien qui ne se présente dans la plupart des maladies infectieuses, dont la propagation se fait avec beaucoup plus d'activité pendant la saison chaude que pendant l'hiver. Je n'insiste pas.

On a souvent comparé le principe toxique des affections miasmatiques à un ferment qui, introduit dans l'organisme par une voie quelconque, déterminerait par sa présence les réactions multiples et les lésions dont l'ensemble constitue l'expression symptomatique de la maladie ; il ne faut certainement pas accorder à cette comparaison plus de valeur que ne peut en avoir une hypothèse ingénieuse; mais on ne peut disconvenir cependant qu'elle ne paraisse souvent justifiée par les faits. Ainsi, pour ce qui concerne la stomatite ulcéreuse, il semble que pour se produire, se propager et agir, le miasme spécifique ait besoin, comme les ferments, de la double intervention de la chaleur et de l'eau. Presque tous les auteurs, en effet, qui jusqu'ici se sont occupés de la stomatite ulcéreuse des soldats, ont signalé ce fait, pleinement confirmé par mes propres observations, que la maladie est beaucoup plus fréquente et qu'elle prend même en général le caractère épidémique lorsque la saison chaude est en même temps pluvieuse (1). Cette influence de l'humidité sur la propagation de la stomatite ulcéreuse m'a paru très-évidente en 1855. Dès le mois de juillet j'avais remarqué que, lorsque les pluies survenaient après quelques journées chaudes, presque

(1) Voir Payen et Gourdon, Caffort, Léonard (loc. citat.). Le docteur L. Bergeron cite, dans sa thèse, M. le docteur Gout, chirurgien-major au 11e léger, comme ayant signalé l'influence de l'humidité locale sur le développement d'une épidémie de stomatite ulcéreuse qui, en 1848, sévit sur son régiment caserné au fort de l'Est.

toujours plusieurs cas de stomatite ulcéreuse se présentaient à la fois. Aussi, lorsqu'après les chaleurs exceptionnelles de la première quinzaine d'août, les pluies reparurent de nouveau, j'annonçai aux élèves que, selon toute probabilité, nous verrions bientôt l'épidémie prendre des proportions plus considérables ; et en effet, tandis que du 31 juillet au 19 août deux cas seulement de stomatite s'étaient présentés dans le service, il s'en présenta vingt-trois du 28 août au 13 septembre. A la même époque, mon collègue M. le docteur Frémy, également attaché à l'hôpital du Roule, en reçut vingt-deux dans l'espace de quelques jours.

Maintenant, comment agit cette humidité atmosphérique ? Est-ce en favorisant en effet une sorte de fermentation du miasme ? Est-ce en le dissolvant et en rendant son absorption plus facile ? Est-ce plus simplement en diminuant la perspiration cutanée et en fermant ainsi à l'organisme atteint une voie d'exhalation et par conséquent d'élimination ? Je ne saurais le dire ; mais ne peut-on pas admettre qu'elle exerce une action multiple à la fois sur le miasme générateur et sur l'organisme qui l'a reçu et absorbé ?

Mais l'influence des conditions météorologiques que je viens d'examiner s'étend également sur tous les corps qui composent une garnison ; lors donc que quelques-uns d'entre eux seulement sont atteints par une épidémie de stomatite ulcéreuse, il faut bien admettre que l'action des modificateurs atmosphériques est venue se joindre à celle d'autres causes préexistant dans ces corps et se surajoutant d'ailleurs aux causes ordinaires de l'endémie. C'est ainsi que paraissent avoir agi sur les régiments qui ont compté le plus de stomatites en 1855, d'une part les fatigues du camp de Boulogne ou de l'expédition de la Baltique, et d'autre part l'aération particulièrement insuffisante de certains casernements de la ville et des forts.

ARTICLE II. — *Causes prédisposantes.*

Elles peuvent être rapportées à trois ordres d'influences : influences *physiologiques*, *hygiéniques*, et *pathologiques*.

1° *Influences physiologiques.*

A. *Age.* — De vingt et un à vingt-huit ans, les conditions organiques et les aptitudes morbides ne présentent véritablement d'autres différences que celles qui résultent du tempérament ou de la constitution individuels, et l'on comprend par conséquent que, dans l'étiologie des maladies des armées, la question d'âge n'occupe qu'un rang très-secondaire ; aussi ne l'aurais-je même pas mentionnée, si la recherche de l'âge auquel la stomatite ulcéreuse des soldats se développe le plus ordinairement, ne devait m'amener à constater un fait très-important : la date de l'incorporation. Mais, envisagée à ce point de vue, la question rentre dans l'ordre des influences hygiéniques, que j'étudierai plus loin.

B. *Tempérament, constitution.* — Parmi les soldats que j'ai observés, les sujets lymphatiques ont sans contredit dominé, mes relevés le prouvent; et c'est particulièrement chez les individus à fibre molle que j'ai rencontré des stomatites ayant une grande tendance à la chronicité. On peut donc dire que le tempérament lymphatique exerce à la fois son action sur le développement et sur la marche de la maladie. Quant à la constitution qui, chez les jeunes soldats, est d'ailleurs assez uniforme ou ne présente que des nuances difficiles à saisir, elle m'a paru ne contribuer en rien à produire la prédisposition.

2° *Influences hygiéniques.*

A. *Aliments.* — Plusieurs observateurs ont espéré ou cru trouver dans l'alimentation des soldats l'une des causes les plus actives de la stomatite ulcéreuse.

Ainsi MM. Payen et Gourdon n'ont pas manqué d'analyser les aliments des soldats du fort Lamalgue; mais comme ils s'étaient placés uniquement au point de vue de l'épidémie régnante et nullement à celui de l'endémie, ils cherchèrent vainement dans les aliments et dans les eaux un principe toxique accidentel, sans se préoccuper de la nature du régime ordinaire, pris dans son ensemble. Le docteur Caffort, au contraire, a particulièrement dirigé son attention sur le régime, et l'a considéré « comme la cause productrice de la phlegmasie buccale (des soldats). » Frappé du contraste qui existe le plus souvent entre l'alimentation du conscrit dans ses foyers, et l'*ordinaire* auquel il est soumis dès son entrée au corps, il attribue à ce brusque changement de régime une grande influence. Il était en effet assez rationnel d'admettre que l'usage exclusif et non interrompu de la viande, succédant tout à coup au régime végétal ou lacté qui constitue la base de l'alimentation pour la plupart des jeunes gens de nos campagnes, pût provoquer chez les jeunes soldats une turgescence insolite de la muqueuse digestive, véritable fluxion sanguine, la prédisposant aux diverses inflammations dont elle peut devenir le siége (1).

J'aurais donc volontiers reconnu dans le changement de régime, non pas la cause productrice, mais au moins l'une des causes prédisposantes les plus efficaces de la stomatite ulcéreuse, si je n'avais trouvé dans les documents étrangers qui

(1) «..... Quoique leur muqueuse digestive (des jeunes soldats) n'offre plus la vascularité exubérante de l'âge précédent, ils sont exposés singulièrement aux inflammations gastro-intestinales et à celles des organes annexes de la digestion. La proportion de ces maladies est énorme dans l'armée; et quand on pratique sur le théâtre où Broussais a recueilli les matériaux de ses généralisations, on s'étonne moins de la prépondérance pathogénique qu'il a conférée à la gastro-entérite. » — *M. Lévy*, Traité d'hygiène, 2e édition, t. II, p. 273.

m'ont été adressés, des faits de nature à modifier complètement ma manière de voir.

En effet, tandis que la maladie est inconnue dans les armées danoise, prussienne, wurtembergeoise, hollandaise, etc., dont l'alimentation réglementaire a pour base une quantité de viande au moins égale à celle qui est accordée à nos soldats, nous la retrouvons, au contraire, dans l'armée portugaise, dont le régime alimentaire diffère considérablement de celui de nos troupes, puisqu'il est presqu'exclusivement végétal (1). En me signalant ce dernier fait, MM. Valle et Mendez émettent l'opinion que la stomatite ulcéreuse des soldats est due chez eux à l'abus du régime végétal; aussi pensent-ils que si la maladie tend à devenir de plus en plus rare dans leurs régiments, et si depuis plusieurs années elle a même cessé de s'y montrer sous forme épidémique, cela tient sans doute à un ensemble de modifications apportées dans l'hygiène du soldat portugais, mais particulièremeut à l'introduction d'un repas de viande, une fois au moins par semaine, dans son régime alimentaire. En d'autres

(1) « Les soldats portugais, disent MM. Valle et Mendez, ont une alimentation presqu'exclusivement végétale; elle se compose de haricots, de riz, de légumes herbacés qui varient avec la saison, de vermicelle et d'autres pâtes du même genre; quelquefois on ajoute à ce régime un peu de morue et plus rarement de la viande... Lors de la dernière invasion du choléra, on a donné aux soldats deux repas de viande par semaine, et il est question de leur en laisser un. Mais en campagne le soldat a toujours une demi-livre de viande, un demi-litre de vin, et un verre d'eau-de-vie. » — *Note manuscrite.*

termes, les médecins portugais attribuent à l'insuffisance de l'alimentation une certaine part dans la production de la stomatite ulcéreuse. Or, je crois qu'ils sont dans le vrai, et que si, chez nos soldats, une alimentation en apparence beaucoup plus réparatrice que celle des soldats portugais joue aussi le rôle de cause prédisposante, ce n'est pas par ses propriétés excitantes, mais bien par son insuffisance. Je m'explique.

Dans l'état actuel des choses, la nourriture de nos soldats ne paraît pas être en rapport avec la dépense de forces qu'on leur demande (1): inférieure, au moins pour ce qui concerne la quantité de viande, à ce qu'elle était sous Louis XIV (2), inférieure à celle de nos marins (3), elle égale à peine celle des jeunes gens de nos collèges (4). Et cepen-

---

(1) M. Lévy, Traité d'hygiène, 2e édition, t. II, p. 787.

(2) La ration aujourd'hui se compose de 750,0 de pain de munition, bluté à 15 0/0; 250,0 de viande, qui se réduisent à 62,0 1/2; le bouillon qui résulte de la décoction de cette viande et 250,0 de pain blanc, dit pain de soupe; point de vin. Or, « une ordonnance de Louis XIV, du 14 juin 1702, réglait ainsi qu'il suit la ration du soldat en marche :

« Art. 2. La ration de vivres pour la nourriture d'un fantassin sera composée de 24 onces de pain (750,0) entre bis et blanc, d'une pinte de vin ou d'un pot de cidre ou de bière, et d'une livre (500,0) de viande de bœuf, veau ou mouton, au choix de l'étapier. — Pour le cavalier, 36 onces de pain et 2 livres de viande. » — *Boudin*, Annales d'hyg., t. LXII, p. 341.

(3) Ration journalière du marin français : « Pain, 1,000 grammes; viande fraîche, 300,0; légumes secs ou riz, 120,0; beurre et huile, 21,0; sucre, 25,0; café, 20,0; oseille ou choucroute, 20,0; vin, 460,0; eau-de-vie, 60,0. » — *Payen*, Des Substances alimentaires, p. 305.

(4) Bérard, Rapport sur le régime alimentaire des lycées de Paris, — et Payen, des Subst. aliment., p. 316.

dant, d'une part, on ne peut contester qu'elle ne soit supérieure, en apparence du moins, à celle d'une partie de la population de nos campagnes qui mange très-rarement de la viande, et, d'autre part, les documents manuscrits que j'ai sous les yeux prouvent que sous plus d'un rapport, et sous celui du poids de la viande en particulier, elle ne diffère pas sensiblement de celle de la plupart des soldats de l'Europe.

Mais il est un point par lequel l'alimentation de nos troupes me paraît inférieure à celle des autres armées, et peut-être même à celle de nos paysans : je veux parler de sa désespérante uniformité. En effet, tandis que le soldat étranger use d'aliments qui varient non-seulement suivant la saison, mais encore chaque jour, pour ainsi dire, soit qu'il se nourrisse à sa guise ou dans des cantines, comme en Danemark, soit qu'il mange le plus souvent chez les habitants, comme en Prusse, soit enfin que la sagesse des règlements, comme dans les autres Etats, prescrive la variété dans le régime (1), le

---

(1) *Royaume de Naples.*

Le soldat reçoit 24 onces à peu près de pain quotidien et 7 onces de viande, qu'il mange bouillie, mais avec des pâtes; les jeudis et dimanches, le repas se compose de ragoût et de macaroni ; vin fourni par la masse dans les garnisons et ajouté à la ration en campagne ; jamais d'eau-de-vie. » — Note de M.

Prusse.

« Le soldat prussien caserné reçoit chaque jour 701,0 de pain et 155,0 de viande, avec des légumes; les soldats qui ne sont pas casernés, et le nombre en est considérable, reçoivent seulement les 701,0 de pain; pour le reste de l'alimentation, ils se le procurent

nôtre, au contraire, mange invariablement la soupe grasse et le bœuf bouilli. Or, que la variété des aliments soit une condition indispensable de toute alimentation véritablement réparatrice, c'est là un principe d'hygiène sur lequel il ne peut y avoir de doute.

Déjà Lind (1) avait fait observer que le long usage d'une nourriture particulière, de quelque espèce qu'elle soit, lorsqu'elle n'est pas différenciée, a ses inconvénients, et, depuis, hygiénistes et physiologistes ont été unanimes à proclamer la nécessité de varier le régime. MM. Bouchardat (2).

---

au moyen de leur solde; aux manœuvres, ils reçoivent en outre de l'eau-de-vie. » — *Note de M. Hoppe*.

La variété me semble une conséquence nécessaire de cette alimentation, laissée à la volonté du soldat.

Belgique.

« Viande, 250,0, souvent réduite par divers motifs à 80 ou 90,0; 750,0 de pain; 1 litre de pommes de terre; tous les matins une tasse de café avec pain beurré; la soupe et la viande sont données le matin à dix heures; le soir, à quatre heures, plat de pommes de terre, remplacé au printemps par du riz ou des légumineuses. » — *Note de M. Vleminckz*.

Danemark.

La liberté donnée aux soldats de se nourrir à leur guise ou dans des cantines surveillées, a pour résultat nécessaire, ainsi que le fait remarquer M. Bendz, de varier constamment le régime.

(1) Traité du scorbut, p. 237.

(2) Thèse de concours pour la chaire d'hygiène, p. 51 : «.... C'est une des lois les plus importantes, parmi celles qui se rapportent au régime, que celle qui proclame la nécessité de la variété d'alimentation pour diminuer les chances que l'on peut avoir de se trouver en présence d'une alimentation insuffisante, soit pour la qualité, soit pour la manière dont elle est utilisée. »

Payen (1), Levy (2), et Boudin (3) sont très-positifs à cet égard. Ce dernier auteur considère même la variété d'aliments comme pouvant compenser en partie la privation de viande pour les habitants de la campagne; et M. Desjobert, qui s'est occupé avec tant de sollicitude de l'hygiène de notre armée, a émis une opinion semblable (4).

Ainsi, la nourriture de nos soldats, loin d'être excessive, comme le pensait le docteur Caffort, est à peine suffisante comme quantité, au dire des hommes compétents, et devient manifestement insuffisante par son uniformité, dont le premier effet est de diminuer la puissance d'assimilation. Si donc, je le répète, l'alimentation agit comme cause prédisposante de la stomatite ulcéreuse, ce n'est

---

(1) Des substances alimentaires, p. 2 : «..... La nourriture ne pourra être saine et durable..... sans présenter une certaine variété parmi les substances qui peuvent se remplacer les unes par les autres. »

(2) Traité d'hygiène, t. II, p. 87 : « La diversité et le mélange des aliments sont une des lois de l'alimentation humaine. »

(3) Annales d'hygiène publique, t. LXII, p. 344 : « Il est certain que, telle qu'elle est, la ration (du soldat français) est supérieure à celle de beaucoup d'individus en France ; mais les individus dont il s'agit vivent en plein air : *leur alimentation est variée.....* »

(4) Annales d'hygiène publique, t. XXXIX, p. 309 : « La faible somme que le soldat peut mettre à l'ordinaire s'oppose à ce que sa nourriture soit variée, et chacun sait combien la variété de nourriture est importante pour une bonne alimentation. » Et plus loin : « On a prétendu que la nourriture du soldat était toujours supérieure à celle d'une partie de la population de nos campagnes; il est vrai que celle-ci n'a pas toujours de la viande; mais elle a lait, œufs, légumes, fruits cuits ou crus, boissons diverses, une *variété d'alimentation* qui, sans être payée en argent, n'en est pas moins profitable au corps. »

pas en stimulant l'organisme par un excès d'éléments réparateurs, mais au contraire en le débilitant par son insuffisance et en le rendant, par cela même, plus accessible à l'action des influences morbides (1). Du reste, l'immunité presque absolue dont jouit le corps des sapeurs-pompiers à l'égard de la stomatite ulcéreuse, viendrait à l'appui de mes idées sur l'influence de l'uniformité du régime, puisque ce corps est précisément, de toute l'armée, celui dont l'alimentation est le mieux entendue et le plus variée (2).

B. 1° *Boissons alcooliques.* — Les boissons al-

(1) M. le docteur Ladureau, médecin-major du 53e d'infanterie, dont le rapport semestriel se recommande par une entente sérieuse de l'hygiène militaire et par des vues d'une originalité incontestable, dit en parlant des stomatites des soldats en général, que l'alimentation joue un grand rôle dans leur production; il pense que la variété des mets et la substitution de la viande rôtie à la viande bouillie, suffiraient sinon pour faire disparaître, au moins pour diminuer dans l'armée le nombre des maladies qui, comme la stomatite ulcéreuse, reconnaissent pour élément principal une altération du sang. Le rapport de M. Ladureau est le seul dans lequel j'aie trouvé des considérations sur l'étiologie de la stomatite, et j'ai été très-heureux de me voir, sur certains points, en communauté d'idées avec un homme spécial et fort éclairé.

(2) «... Trois fois par mois, un restaurateur soumet à l'approbation de l'officier commandant un projet de carte indiquant l'alimentation qu'il se propose de donner pendant la décade suivante......» Suit un tableau qui résume la composition des repas des sapeurs-pompiers pendant une décade; or, ainsi que le fait remarquer avec raison M. Boudin «... bien que la somme versée à l'ordinaire par les sapeurs-pompiers n'excède celle que verse à Paris le simple soldat d'infanterie que de 7 centimes, le régime alimentaire des premiers est de beaucoup supérieur, sous le triple rapport de l'abondance, de la variété et de la qualité des aliments. » — Annales d'hyg., t. LXII, p. 344.

cooliques ne sont évidemment pour rien dans la production de la stomatite ulcéreuse, car, chez nous, le vin ne figure dans le régime des soldats que lorsqu'ils sont à l'hôpital, et, de plus, la maladie ne sévit que sur les recrues et sur les soldats récemment incorporés, c'est-à-dire sur les hommes qui, dans tous les corps, boivent le plus rarement de vin ou d'eau-de-vie en dehors de la caserne ou dans les cantines. Le docteur Caffort (loc. cit.) avait déjà remarqué que, dans l'épidémie de Narbonne, les deux corps qui comptèrent le moins de stomatites ulcéreuses furent précisément un bataillon d'artilleurs et le régiment de Hoenloë, où les buveurs de vin étaient en plus grand nombre. Au reste, le silence des médecins militaires sur ce point est une preuve, ce me semble, qu'ils n'attachent pas non plus d'importance à l'usage des spiritueux dans l'étiologie de la stomatite ulcéreuse. M. L. Bergeron a seul fait allusion à l'influence des excès alcooliques, mais sans citer de faits qui confirment cette manière de voir. Or, qu'un excès isolé, et ils sont toujours tels pour les jeunes soldats (1), puisse hâter l'évolution de la stomatite chez un individu que le miasme toxique a déjà atteint, je l'admets volontiers; mais ce que je ne puis

(1) J'ai pris le soin d'interroger les soldats sur leurs habitudes, et, bien que la sincérité de leur réponse en pareille matière puisse être suspecte, je constate qu'elle a été tout à fait en rapport avec l'opinion généralement admise, que les jeunes soldats se livrent très-rarement à des excès de boisson.

admettre, c'est que cet excès accidentel place le soldat dans des conditions plus favorables à l'absorption du miasme.

En résumé, les boissons alcooliques ne peuvent être invoquées comme cause prédisposante de la stomatite ulcéreuse. Mais je vais plus loin, et je crois que la privation presque absolue de ces boissons agit ici, non pas au même degré, mais au même titre que l'uniformité du régime, dont elle complète en quelque sorte les fâcheux résultats. Nos soldats, je l'ai déjà dit, ne reçoivent jamais de vin qu'à l'hôpital; en été seulement il leur est accordé une ration d'eau-de-vie ou de café pour mélanger avec leur eau ; sous ce rapport, par conséquent, ils se trouvent encore dans des conditions moins satisfaisantes que celles où sont placés nos paysans et les autres soldats de l'Europe. Tout le monde sait, en effet, que le vin, la bière, le cidre, le poiré ou le cormé sont, dans l'alimentation de nos campagnards, un élément constant, ou auquel ils ne renoncent du moins que dans les années exceptionnellement mauvaises. Quant aux soldats des armées étrangères, il ressort des documents que j'ai sous les yeux, qu'ils reçoivent chaque jour en vin, bière ou eau-de-vie, une ration de boisson alcoolique, à laquelle on substitue, dans certains pays, le thé ou le café, c'est-à-dire une boisson aromatique qui, comme les précédentes, active les fonctions digestives, favorise l'assimilation, et en définitive, soit par cette action sur la muqueuse digestive, soit plus directement par l'absorption de ses principes essentiels, exerce sur tout l'organisme une stimulation évidemment salutaire.

2° *Eau.* — Autant les médecins militaires ont attaché peu d'importance à l'action des alcooliques dans le développement de la stomatite ulcéreuse, autant, au contraire, ils ont montré de tendance à chercher dans la composition de l'eau la cause de la maladie. Ainsi, Desgenettes et Larrey ont attribué les épidémies qu'ils ont observées à l'usage prolongé d'une eau provenant de la fonte des neiges. Comment cette eau a-t-elle agi? Est-ce par sa température basse et en produisant d'abord des stomatites érythémateuses? Est-ce par sa composition? Les auteurs ne l'ont point dit, et il faudrait de nouveaux faits observés dans des circonstances identiques pour élucider cette question. Mais si l'on peut comprendre, jusqu'à un certain point, l'influence de cette eau de neige sur la propagation épidémique de la stomatite ulcéreuse, il est impossible d'admettre qu'elle ait pu jouer le moindre rôle dans la production de cette maladie, qu'on a vu naître tant de fois depuis dans des conditions toutes différentes de celles où Desgenettes et Larrey l'ont observée.

Après l'eau de neige, l'eau des citernes ou des puits a été bien souvent soupçonnée de tenir en dissolution un principe toxique, cause première de la stomatite ulcéreuse, et il est peu d'épidémies qui n'aient été l'occasion d'analyses très-minutieuses des eaux mises à la disposition des régiments atteints. Inutile d'ajouter que ces analyses n'ont jamais rien révélé. Rien n'est plus variable, ainsi que l'a judicieusement fait remarquer le docteur Caffort, que l'eau dont se servent les soldats dans les diverses garnisons qu'ils occupent, et cependant la stomatite peut régner dans beaucoup de garnisons à la fois. « A Narbonne, dit-il, on crut pendant un certain temps que l'eau d'un puits d'une caserne produisait la stomatite; on le fit fermer; dès lors, les soldats se servirent de la même eau que les habitants, et cependant la stomatite ne continua pas moins à attaquer les soldats exclusivement (1). »

Ce point me paraît définitivement jugé : l'eau potable, quelles que soient les proportions de ses divers éléments, n'a jamais produit la stomatite ulcéreuse; mais il est possible qu'elle agisse quelquefois comme cause prédisposante chez les soldats, par suite de la déplorable habitude qu'ils ont presque tous d'ingurgiter, surtout pendant les chaleurs, une énorme quantité d'eau. Or, en laissant de côté, pour le moment, le plus ou moins d'utilité que pourrait avoir l'addition d'une ration de boisson

(1) Bien que très-édifié sur le rôle complètement nul de l'eau dans la production de la stomatite ulcéreuse, j'ai voulu connaître la composition des eaux des casernes et des forts compris dans la circonscription médicale du Roule; j'ai donc consulté l'intéressant travail de M. Poggiale. Mais, ainsi qu'il était facile de le prévoir, les analyses de cet habile chimiste ne m'ont révélé aucun fait qui pût figurer dans l'étiologie de la stomatite ulcéreuse.

fermentée au régime monotone de nos soldats, on ne peut nier que l'eau qui, prise en quantité modérée, constitue une boisson assurément très-salutaire, ne puisse, au-delà d'une certaine mesure, devenir extrêmement nuisible. Dans ce cas, en effet, ou bien elle n'est pas digérée, et alors elle détermine quelquefois des accidents fort graves (1), ou bien elle est absorbée, et, pour peu que l'abus se prolonge, il débilite l'organisme en appauvrissant la crâse du sang. Je me borne à indiquer cette cause probable d'affaiblissement.

C. *Fatigues du service.* — M. Michel Lévy a très-bien fait ressortir la disproportion qui existe entre l'alimentation de nos soldats et la dépense de force qu'on leur demande, même en temps de paix : exercices de recrues et de garnison, auxquels le soldat est appelé de grand matin en été, à jeun, et qui deviennent surtout pénibles par leur fréquence et leur durée aux approches de l'inspection générale ; marches et promenades militaires, revues, parades, évolutions et combats simulés, gymnastique, gardes, factions, piquets et patrouilles, sans compter une foule de corvées accessoires et les migrations de garnison (2) ; tels sont les différents

(1) J'ai observé au Roule plusieurs indigestions d'eau ; chez deux soldats entre autres, l'indigestion a pris le caractère cholériforme, et chez l'un d'eux les urines ont présenté la couleur bleue signalée par M. Gubler chez les cholériques.

(2) M. Lévy, Traité d'hygiène, t. II, p. 787.

genres de fatigue qu'imposent à nos soldats les nécessités du service, fatigues qu'ils supporteraient plus facilement, sans doute, si leur nourriture était plus abondante ou plus variée, et s'ils avaient aussi plus de nuits de repos. Sur ce dernier point, en effet, il y a longtemps qu'est tombée dans l'oubli la loi du 10 juillet 1791, qui prescrivait que, dans les cas de service ordinaire, chaque soldat d'infanterie aurait huit nuits de repos et jamais moins de six entre deux gardes. En 1842, la moyenne des nuits de garde pour le soldat, en France, était de deux sur cinq (1), et en 1847 M. Boudin, qui s'est élevé avec tant de force (2) contre l'inutile multiplication des gardes de toute nature, constatait que le nombre des nuits de repos entre chaque garde n'était plus que de 3,80 pour la garnison de Paris, et de 4,11 pour toute la France. Or, cet état de choses est à peu près le même aujourd'hui; il est du moins certain qu'il ne s'était pas amélioré dans les grandes villes en 1855 et en 1856, et on ne peut contester que cette privation de sommeil ne soit, pour des hommes jeunes, soumis d'ailleurs dans le jour à des exercices très-pénibles, une cause d'épuisement, et qu'à ce titre elle ne puisse être placée à côté de celles qui précèdent dans l'étiologie de la stomatite ulcéreuse.

D. *Temps de service.* — Tous les médecins mili-

(1) Discours du maréchal Soult à la Chambre des Députés.
(2) Ann. d'hygiène, t. XLII, p. 339.

taires qui ont écrit sur la stomatite ulcéreuse ont constaté qu'elle sévit presque inclusivement sur les jeunes soldats, ou, pour être plus exact, sur les soldats nouvellement incorporés. « Les jeunes soldats, disent MM. Payen et Gourdon, ont été plus fréquemment atteints de stomatite ulcéreuse que les anciens... » Le docteur Caffort est plus affirmatif : « Parmi les militaires, dit-il, les jeunes soldats contractent seuls cette maladie : sur 150 hommes qui ont été traités en 1829 dans l'hôpital de Narbonne, deux seulement avaient plus d'un an de service. » Or, mes propres observations confirment de la manière la plus formelle l'assertion des auteurs que je viens de citer : en effet, l'âge noté dans 341 cas a été en moyenne de 22 ans 6 ; mais lorsqu'on envisage séparément les chiffres des deux années, on constate que, dans les deux hôpitaux du Roule et du Val-de-Grâce, l'âge moyen a été plus élevé en 1854 qu'en 1855, ce qui s'explique, je crois, par ce fait que le contingent de 1854 comprenait un grand nombre d'hommes de la réserve. En 1855, au contraire, le contingent se composait des hommes de la classe appelés immédiatement sous les drapeaux par les besoins de la guerre ; aussi l'âge moyen s'est-il abaissé à 22,1 ans, représentant ainsi assez exactement celui auquel les soldats, dont une partie a déjà atteint plus de 21 ans au moment de la révision, arrivent au corps après avoir passé un certain nombre de mois au dépôt.

Mais, ainsi que je l'ai dit plus haut, la recherche

de l'âge auquel la stomatite ulcéreuse se montre le plus ordinairement chez les soldats, ne présente véritablement d'intérêt que parce qu'elle permet de constater la durée du service. Assurément je ne refuserai pas d'admettre que plus les soldats sont jeunes, et moins leur organisme doit opposer de résistance à l'action des influences pathogéniques qui les attendent au corps ; mais, d'un autre côté, quelques-uns des faits que j'ai observés me paraissent démontrer que si l'âge a sa part d'influence, l'incorporation récente en a une plus considérable encore. J'ai vu en effet la stomatite ulcéreusé chez un soldat de vingt-neuf ans, je l'ai même vue chez un autre qui avait atteint sa 30e année; mais tous deux présentaient ceci de particulier, qu'ayant été exemptés du service à l'âge de la conscription, ils s'étaient engagés tardivement et n'étaient au service que depuis un an. C'est donc un fait incontestable, la maladie atteint de préférence, je pourrais dire exclusivement, les soldats nouvellement enrégimentés; après deux ans de service, trois ans au plus, l'immunité s'acquiert, soit peut-être par une première atteinte de la maladie, soit par l'acclimatement. Cependant, plusieurs faits m'autorisent à penser qu'en temps d'épidémie la règle cesse d'être aussi absolue, probablement parce que dans ce cas les propriétés contagieuses de la maladie deviennent plus actives. D'après MM. Valle et Mendez, c'est également chez les conscrits que la maladie se produit de préférence dans l'armée portugaise.

E. *Grades et corps.* — Les officiers jouissent d'une immunité presqu'absolue à l'égard de la stomatite ulcéreuse ; sur les relevés du Val-de-Grâce, je n'en ai trouvé qu'un seul, qui était précisément médecin-major ; plusieurs médecins militaires m'ont dit n'avoir jamais observé la maladie que sur les soldats, et M. le docteur Lacronique, bien qu'il ait vu un assez bon nombre d'épidémies de stomatite ulcéreuse, ne se rappelle avoir donné des soins pour cette maladie qu'à un jeune lieutenant d'état-major détaché dans un régiment d'infanterie. La même immunité existe pour les officiers de l'armée portugaise.

Nos sous-officiers ne sont pas à l'abri de la stomatite ulcéreuse; mais, toute proportion gardée, ils en sont atteints beaucoup plus rarement que les soldats. Sur trois cent soixante-cinq cas, j'ai trouvé six sergents et dix-neuf caporaux, c'est-à-dire un sergent sur soixante malades, et un caporal sur dix-neuf; or, il y a au corps un sergent pour vingt-quatre hommes, et un caporal pour douze : le rapport normal entre les soldats et les sous-officiers ne subsiste donc pas ; mais, ainsi que le démontrent ces chiffres, la disproportion est plus forte pour les sergents que pour les caporaux, fait qui trouve son explication toute naturelle dans cette circonstance, que les caporaux vivent à peu de chose près de la vie des simples soldats, tandis que les sergents sont placés dans des conditions d'hygiène préférables sous tous les rapports. MM. Valle et Mendez ont également remarqué la rareté relative de la stomatite ulcéreuse chez les sous-officiers portugais.

La stomatite ulcéreuse s'observe dans les régiments de cavalerie aussi bien que dans les régiments d'infanterie : les relevés du Val-de-Grâce et surtout les rapports semestriels le prouvent ; et si, en 1855, je n'ai pas vu au Roule un seul cavalier atteint de stomatite, cela tient à ce que les régiments de cavalerie envoyaient en général fort peu de malades à cet hôpital.

Les corps d'élite sont-ils moins atteints que les autres ? c'est une question que je ne puis résoudre d'une manière positive faute de données suffisantes. Si je m'en rapportais uniquement aux relevés du Roule, je pourrais hardiment conclure à la plus grande fréquence de la stomatite dans les régiments de ligne, puisque sur 200 malades je n'ai trouvé que 8 soldats et un sergent de la garde ; mais il est bon de faire remarquer qu'à l'époque où j'ai recueilli ces faits, une épidémie régnait exclusivement sur un petit nombre de régiments de ligne, tandis que les autres restaient avec un chiffre de stomatites relativement très-minime et ne dépassant que fort peu celui des deux régiments de la garde qui envoyaient alors des malades à l'hôpital du Roule. J'ajouterai que l'hygiène générale, et en particulier les conditions de casernement, étant à peu près les mêmes pour tous les corps de troupes (1), il est permis d'admettre *à priori* que la maladie se développe également dans tous.

Quant aux compagnies d'élite, elles ont fourni un très-petit nombre de stomatites, mais probablement par ce double motif, que leur effectif, pris dans son ensemble, est beaucoup moins considérable que celui des compagnies du centre, et que les soldats qui les composent étant en général plus anciens au corps que les fusiliers, sont en quelque sorte à l'abri de la stomatite par suite de l'acclimatement.

F. *Usage du tabac*. — Quelques médecins militaires ont fait jouer à l'usage de la pipe un rôle assez important dans le développement de la stomatite ulcéreuse; j'ai interrogé mes malades à ce point de vue, et j'ai constaté qu'un tiers des hommes atteints de stomatite ne fumait en effet que depuis l'incorporation, qu'un tiers faisait usage du tabac de deux à six ans avant d'entrer au régiment, — sans avoir jamais eu de stomatites, — et que le reste *n'avait jamais fumé*. Je crois que la seule conclusion à tirer de ces faits, est que l'usage de la pipe n'a aucune influence directe sur la production de la maladie; tout au plus admettrais-je que chez ceux qui abusent du tabac, cette habitude peut, en entretenant dans les gencives un état fluxionnaire, devenir une cause prédisposante; mais encore ferai-je

(1) J'ai indiqué les conditions exceptionnelles dans lesquelles se trouve placé le bataillon des pompiers.

remarquer, d'abord que cet abus est extrêmement rare chez les jeunes soldats, et de plus que les altérations de la muqueuse buccale qu'on observe chez les grands fumeurs n'ont aucune analogie avec celles de la stomatite ulcéreuse.

Les détails dans lesquels je viens d'entrer me paraissent démontrer surabondamment que parmi les conditions hygiéniques qui ont été considérées par quelques auteurs comme produisant directement la stomatite ulcéreuse des soldats, il n'en est pas une, en dehors de l'encombrement, à laquelle on puisse sérieusement attribuer ce rôle; que la plupart d'entre elles n'exercent probablement d'influence sur le développement de la maladie qu'à titre de causes prédisposantes, et qu'en définitive c'est en débilitant l'organisme qu'elles le rendent plus apte à être impressionné par le miasme toxique.

Assurément, la question méritait d'être examinée avec soin, et son importance justifie, je crois, l'étendue de cette étude étiologique. Cependant, si les imperfections que j'ai signalées dans l'hygiène de nos soldats, n'avaient pas d'autre conséquence que de donner naissance à la stomatite ulcéreuse spécifique, je m'y serais peut-être arrêté moins longuement, pour ne pas encourir le reproche de vouloir donner à cette maladie plus d'importance qu'elle n'en a en réalité. Mais malheureusement il n'est que trop probable que c'est aussi à l'encombrement, à l'insuffisance et à l'uniformité de l'alimentation qu'il faut en grande partie rapporter l'endémicité de la fièvre typhoïde dans notre armée, puis cet état d'adynamie qui vient si rapidement compliquer toutes les maladies aiguës de nos soldats, et enfin cette mortalité qui dépasse constamment celle de la population civile. Or, il m'a semblé qu'en présence de pareilles présomptions, il n'était pas inutile d'appeler une fois de plus l'attention sur ces intéressantes questions d'hygiène militaire.

3° *Influences pathologiques.*

Je ne connais qu'une seule maladie qui puisse être considérée comme cause prédisposante de la stomatite ulcéreuse, c'est la pyorrhée alvéolo-dentaire. Cette maladie, que M. le docteur Toirac a le premier décrite, et sur laquelle M. le docteur Bauchet a plus récemment appelé l'attention (1), consiste, comme son nom l'indique, en une suppuration de la cavité alvéolaire. Peu abondante en général, mais continuelle, cette suppuration donne à l'haleine une odeur désagréable et quelquefois même repoussante; elle est toujours due à une inflammation chronique des gencives, qui elle-même reconnaît le plus souvent pour cause l'accumulation du tartre dentaire; aussi l'observe-t-on dans toutes les classes de la population, chez les individus qui ne prennent aucun soin de leur bouche; elle est

(1) Union Médicale, juillet 1853. p. 312.

presque générale ou au moins extrêmement commune chez les soldats, qui, malgré toutes les recommandations qui leur sont faites, négligent de nettoyer leurs dents. Or, il est facile de concevoir que cet état habituel de congestion ou d'inflammation puisse favoriser l'action du miasme toxique et qu'il joue ainsi le rôle de cause prédisposante. Toutefois, en raison de la spécificité de la stomatite ulcéreuse, je crois que la pyorrhée alvéolo-dentaire a plus d'influence sur la localisation si fréquente de la maladie aux gencives, que sur le développement de la stomatite ulcéreuse envisagée dans son ensemble.

ARTICLE III. — *Causes occasionnelles.*

La prédisposition existe, l'intoxication a lieu, et l'incubation commence. Maintenant, y a-t-il des circonstances qui puissent hâter l'apparition des phénomènes morbides? Plusieurs des observations que j'ai recueillies me permettent de le croire. Quelques soldats en effet (dix) ont déclaré spontanément, les uns que leur maladie avait débuté immédiatement après une corvée exceptionnelle, une marche militaire ou une revue, en un mot à la suite d'un excès de fatigue; les autres, que les premiers symptômes s'étaient montrés pendant une garde de nuit et sous l'influence du froid. Il semble que, dans ces circonstances, le froid et la fatigue aient agi en imprimant à l'organisme, directement ou par réaction, une secousse qui a précipité l'évolution de la maladie. N'est-ce pas ainsi que l'on voit, chez les individus qui sont sous l'influence du miasme palustre, du virus syphilitique ou de quelqu'autre principe toxique du même ordre, un refroidissement, une purgation inopportune, un écart de régime, un excès de fatigue ou l'emploi d'une médication stimulante, provoquer brusquement le retour des accès de fièvre, ou l'apparition de la roséole, de l'arthralgie syphilitique ou d'éruptions de diverse nature? Enfin, si les résultats de mon inoculation ne restaient pas douteux pour moi, je pourrais rappeler ici que les premiers phénomènes morbides n'ont apparu chez moi qu'à la suite de l'impression du froid.

CHAPITRE III.

SYMPTOMATOLOGIE.

Avant d'étudier isolément chacun des symptômes de la stomatite ulcéreuse, je crois devoir les réunir dans un tableau d'ensemble qui fera mieux saisir la physionomie générale de la maladie.

TABLEAU GÉNÉRAL DE LA MALADIE.

Après une période d'incubation dont les faits ne permettent pas encore de déterminer la durée d'une manière précise, tantôt la stomatite ulcéreuse débute par un ensemble de phénomènes généraux, véritables prodrômes qui précèdent de un à six jours l'apparition des symptômes locaux; tantôt, au contraire, ceux-ci paraissent se montrer d'emblée et marquer nettement le début de la maladie. Ils consistent soit en un sentiment de chaleur dans toute la bouche, soit en une douleur limitée à un seul point de la muqueuse buccale, et dès ce moment on peut constater une injection générale ou partielle de cette membrane, sur laquelle ne tarde pas à se produire un travail d'ulcération précédé ou non de l'apparition d'une pustule.

Presque toujours alors, s'il y a eu des phénomènes prodromiques, ils disparaissent, et la fièvre cesse pour reparaître à une autre période de la maladie et constituer en quelque sorte une fièvre secondaire.

Quoi qu'il en soit, l'ulcération, d'abord très-circonscrite, très-superficielle, et souvent masquée par une plaque molle, jaune, d'apparence pseudo-membraneuse, s'étend rapidement en surface et en profondeur ; elle devient alors douloureuse ; puis, tantôt elle se recouvre d'une bouillie grisâtre et comme plâtreuse, — c'est ce qui a constamment lieu aux gencives, — tantôt, ainsi qu'on l'observe à la face interne des joues, au voile du palais ou aux amygdales, ses bords tuméfiés circonscrivent une lame plus ou moins épaisse d'un tissu jaune, résistant, quelquefois ponctué de taches ecchymotiques, toujours adhérent par son centre et baignant dans un liquide sanieux, mélange de pus et de sang, dont la consistance et la couleur varient avec la proportion relative de ces deux éléments. En même temps la salivation devient abondante, l'haleine prend une odeur fétide, les ganglions sous-maxillaires s'engorgent, ainsi que le tissu cellulaire qui les entoure, et les douleurs s'exaspèrent au point de rendre parfois impossibles la mastication et la déglutition. C'est alors aussi qu'apparaissent des troubles généraux dont la gravité est toujours en rapport avec l'étendue des altérations de la muqueuse buccale : c'est ainsi que chez certains malades dont les ulcérations sont peu profondes, il y a simplement de l'anorexie et parfois un mouvement fébrile peu prononcé, tandis que chez d'autres on voit survenir de la céphalalgie, des nausées rarement suivies de vomissements, une fièvre quelquefois assez vive, avec un sentiment de lassitude et même, dans quelques cas, une prostration profonde dont la physionomie porte l'empreinte bien marquée.

Cependant, après un laps de temps dont la durée varie suivant que la maladie est abandonnée à elle-même ou qu'elle est convenablement traitée, mais qui, en général, même dans le premier cas, ne dépasse pas deux septenaires, et pendant lequel elle reste stationnaire, les phénomènes généraux s'amendent, la fièvre tombe, l'appétit renaît et devient rapidement très-vif, tandis que les altérations locales se modifient elles-mêmes. Mais ici deux ordres de faits peuvent se présenter : ou bien la maladie, arrivée à cette périodc, marche franchement à la guérison, ou bien elle reste encore une fois stationnaire et prend définitivement la forme chronique.

Dans le premier cas, s'il s'agit d'ulcérations gingivales ou d'ulcérations superficielles de tout autre point de la muqueuse buccale, la sanie caséuse ou purulente fait place à du pus de bonne nature. S'il s'agit d'ulcérations profondes des joues ou des amygdales, le lambeau d'apparence pseudo-membraneuse qui les recouvrait en partie se détache et disparaît, le fond de l'ulcère, d'abord sanieux et grisâtre, se déterge, en même temps que ses bords saillants s'effacent et que la muqueuse environnante reprend sa coloration normale. Dès lors, le ptyalisme diminue rapidement, et l'haleine perd sa fétidité. L'engorgement sous-maxillaire seul se dissipe plus lentement, mais la mastication et la déglutition cessent d'être douloureuses; puis la surface rouge et granuleuse de l'ulcération devient de plus en plus superficielle et se recouvre d'une pellicule blanche, non adhérente, qui se reforme quand on l'enlève, mais sous laquelle s'opère en définitive le travail de cicatrisation.

Lorsqu'au contraire la maladie tend à prendre la forme chronique, ce qui est le cas le plus ordinaire quand elle est abandonnée à elle-même, les choses ne se passent pas tout à fait de même : aux gencives, l'ulcération et le tissu sur lequel elle repose deviennent blafards, et le produit de sécrétion peu abondant; à la face interne des joues, la muqueuse pâlit, l'ulcération, débarrassée de la lame pseudo-membraneuse, conserve une nuance grisâtre, ses bords restent saillants, le tissu sous-jacent s'indure et prend quelquefois un aspect nacré; quel que soit d'ailleurs le siège des ulcérations, les douleurs sont beaucoup moins vives, mais la mastication est encore difficile; la salivation se tarit et l'haleine est beaucoup moins fétide, mais les ganglions sous-maxillaires restent presque toujours engorgés. Peu à peu, cependant, l'ulcération se déterge, ses bords s'affaissent, et la cicatrisation s'opère comme dans la forme aiguë, mais en laissant une saillie dure et mamelonnée dont le relief se fait sentir longtemps à la surface de la muqueuse.

Dans quelques cas, au moment où la marche du travail de cicatrisation semble annoncer une guérison prochaine, tout à coup l'ulcération s'agrandit de nouveau aux dépens de la muqueuse indurée, les douleurs reparaissent, le ptyalisme recommence, en un mot la stomatite ulcéreuse se reproduit avec tous les caractères de la forme aiguë, et alors, tantôt elle se termine dans l'espace de quelques jours, tantôt elle reprend encore une fois les allures de la forme chronique, qui peut durer des mois entiers et subir ainsi à plusieurs reprises une nouvelle poussée inflammatoire. Les nombreux cas de récidive qui ont été signalés par les auteurs ne sont peut-être autre chose que les rechutes dont je viens de signaler la marche.

Tels sont les principaux traits de la stomatite que j'ai observée et que l'on observe le plus ordinairement dans les hôpitaux militaires. Mais il est une autre forme, plus commune peut-être et assurément beaucoup plus légère que la précédente, et que pour cette raison les médecins de régiment traitent presque toujours à l'infirmerie du corps, sans que, le plus souvent, les hommes soient obligés de suspendre leur service : elle consiste simplement en une tuméfaction douloureuse des gencives avec ulcération linéaire de la sertissure des dents, fétidité de l'haleine, engorgement peu prononcé des ganglions sous-maxillaires, et augmentation peu sensible de la sécrétion salivaire. J'ai vu au Roule quelques exemples de cette forme, en général moins rebelle que celle que je viens de décrire, mais également susceptible de passer à l'état chronique.

Enfin quelques médecins militaires rattachent à la même endémie une stomatite moins grave encore, un simple érythème de la muqueuse buccale, qui constituerait ainsi un premier degré de la stomatite des soldats. Je n'ai pas observé un seul cas de ce genre à l'hôpital du Roule; je ne sais donc pas dans quelles conditions se produisent les stomatites érythémateuses; je ne sais pas davantage quelle est leur marche, et je ne puis par conséquent me prononcer sur la question de savoir si elles appartiennent en effet à la stomatite endémique de notre armée, ou si elles en sont complètement indépendantes. Mais *à priori* je suis disposé à repousser toute assimilation, parce que je ne crois pas qu'un miasme spécifique puisse produire des lésions dissemblables, tantôt un simple érythème, et tantôt des ulcérations (1); la spécificité de la cause entraîne nécessairement l'unité de forme dans la maladie qu'elle engendre.

I. — *Incubation.*

Il est très-difficile de déterminer d'une manière

---

(1) A moins de considérer ces stomatites érythémateuses comme résultant d'une intoxication incomplète.

précise la durée de la période d'incubation dans les maladies qui ne sont pas inoculables; la rougeole est peut-être la seule sur laquelle on ait à cet égard des données un peu certaines, et on sait que le docteur Panum de Copenhague ne les a obtenues que grâce à un concours de circonstances tout à fait exceptionnelles (1). Pour ce qui concerne la stomatite ulcéreuse, il semble que l'un de ses modes de transmission permette de reconnaître assez facilement, dans un grand nombre de cas, le début de la période d'incubation; mais les conditions dans lesquelles le contact a lieu, et de plus l'insouciance des soldats, rendront toujours fort difficiles les recherches sur ce point. Pour ma part, je n'ai pu obtenir à ce sujet un seul renseignement qui eût de la valeur. Mais si les résultats de l'inoculation que j'ai pratiquée sur moi étaient confirmés par de nouvelles expérimentations, et prenaient définitivement place parmi les faits scientifiquement démontrés, ils constitueraient un premier document pour la solution de la question: aussi rappellerai-je, mais sous toutes réserves, que six jours se sont écoulés, chez moi, entre l'inoculation et l'apparition des premiers phénomènes morbides.

(1) Arch. génér. de médecine, t. LXXXV, p. 451 : Du mode de transmission de la rougeole.

II. — *Prodrômes.*

Les auteurs qui ont traité de la stomatite ulcéreuse des soldats n'ont pas signalé de phénomènes prodromiques, et il semble que pour eux la douleur locale soit toujours le symptôme initial, celui par lequel l'affection se révèle au malade lui-même (1).

Il est incontestable que le plus souvent les malades n'accusent comme premier symptôme qu'une douleur ou au moins un sentiment de chaleur dans la bouche; mais si l'on prend soin de fixer leur attention sur ce qui s'est passé avant qu'aucune sensation morbide locale se manifestât, leurs souvenirs se précisent, et ils se rappellent, pour la plupart, que plusieurs jours avant que les gencives ou les parois buccales fussent devenues douloureuses, leur santé avait subi un trouble plus ou moins prononcé.

En général, tout l'appareil prodromique se borne à une diminution de l'appétit; chez quelques hommes cependant, il y a de plus un sentiment de malaise ou de courbature; la bouche devient mauvaise, et il y a un peu d'altération; mais, en tout

(1) Les rédacteurs du Recueil de mémoires de méd. et de ch. mil., rappelant (t. XXVIII), à propos de la relation de MM. Payen et Gourdon, les faits qu'ils ont observés eux-mêmes, disent seulement ceci : « Après quelques jours d'invasion..., l'haleine devient fétide, les gencives s'ulcèrent dans toute l'étendue de leur bord libre. » Ce qui semble annoncer des phénomènes antérieurs à l'altération locale.

cas, ces symptômes sont assez légers pour que les soldats n'interrompent pas leur service. D'autres fois, au contraire, les phénomènes précurseurs de l'ulcération sont plus prononcés, et semblent annoncer une maladie sérieuse; rarement, dans ces cas, la maladie débute par un frisson, mais il y a de la céphalalgie, des bourdonnements d'oreille, de la prostration, une anorexie complète, une soif vive, de l'amertume de la bouche, parfois des nausées, enfin un mouvement fébrile plus ou moins accusé; en résumé, les prodrômes de la plupart des maladies aiguës et en particulier des pyrexies, mais rien de spécial.

Beaucoup de soldats signalent comme ayant précédé les douleurs des gencives ou des joues, ce qu'ils appellent un mal de gorge, c'est-à-dire une douleur au niveau de l'isthme pharyngien ; or, j'ai reconnu que le plus souvent, quand cette douleur n'appartient pas à la première période de l'angine ulcéreuse, elle est la première manifestation d'une ulcération reposant sur la muqueuse intermaxillaire, en arrière et en dedans de la dernière molaire inférieure, et par conséquent tiraillée dans les mouvements de déglutition à chaque contraction du glosso-staphylin; qu'en un mot, elle est presque toujours le résultat d'une lésion locale dont la présence seule indique que la maladie est déjà constituée.

Cependant, je dois ajouter que dans plusieurs cas cette douleur de l'isthme a été accusée par des soldats dont la muqueuse était intacte au niveau des amygdales, des piliers et du voile du palais, et qui n'avaient que des ulcérations gingivales ou pariétales fort éloignées de la muqueuse intermaxillaire. Il paraît donc hors de doute que parfois, ainsi qu'on l'observe dans beaucoup de pyrexies, et particulièrement dans les fièvres éruptives, une fluxion sanguine se produit au pourtour de l'orifice antérieur du pharynx en même temps que les phénomènes prodromiques; mais le fait ne s'observe pas assez fréquemment pour qu'on puisse en faire un symptôme spécial.

La durée moyenne de la période prodromique dans les cas que j'ai observés a été, d'après le récit des malades, de trois à quatre jours; elle n'a jamais dépassé six jours.

Dans le plus grand nombre des cas, tous les troubles généraux disparaissent au moment où le travail d'ulcération commence, et font place à un sentiment de bien-être relatif; mais lorsque ce travail marche avec rapidité, les phénomènes généraux s'amendent à peine, et se confondent bientôt avec ceux que provoquent l'inflammation locale et parfois aussi, peut-être, la résorption des liquides sanieux et infects dont la bouche est incessamment remplie, et que les malades ne rejettent pas complètement au-dehors.

III. — *Symptômes locaux.*

A.—*Altérations de la muqueuse.*

1° *Injection.*

Les médecins de régiment, mieux placés que les médecins d'hôpital pour observer les premières phases de la maladie, parlent tous d'une injection générale de la muqueuse buccale, qui précéderait l'ulcération et coïnciderait avec un sentiment de chaleur et de sécheresse de la bouche ; le docteur Caffort, bien qu'il ne vît les soldats qu'à l'hôpital, a cependant observé aussi cette fluxion sanguine générale. Quant à moi, je n'ai pu la constater que dans un très-petit nombre de cas, et après le début du travail d'ulcération ; mais ce que j'ai constamment vu, c'est une injection partielle entourant d'une zône plus ou moins large les points ulcérés.

Tant que dure la période aiguë et véritablement inflammatoire, la rougeur persiste ; elle disparaît quand la maladie devient stationnaire. Aussi n'est-il pas rare de voir sur les parois ou sur les gencives de larges ulcérations entourées d'un tissu rose ou quelqufois même décoloré ; mais qu'une poussée inflammatoire se reproduise dans l'ulcération, et aussitôt la muqueuse environnante s'injecte de nouveau.

Cette injection générale ou partielle n'offre pas

le même aspect, la même teinte sur tous les points de la muqueuse : d'un rouge vif à la face interne des joues, au voile du palais et sur les amygdales, elle est en général d'une nuance violacée ou livide aux gencives.

2° *Pustule initiale.*

Le docteur Caffort est le seul, je crois, qui ait parlé d'une lésion intermédiaire à la congestion et à l'ulcération de la muqueuse buccale : « Quand un ulcère, dit-il, doit être le résultat de la stomatite, on commence par voir l'épithélium soulevé par une quantité variable de sérosité grise ou légèrement rousse, qui détache cette membrane du corps muqueux. A la moindre pression, la vésicule formée par le soulèvement de l'épithélium se rompt, la sérosité qu'elle contenait s'écoule, et la muqueuse, dépourvue de son épithélium, forme un ulcère superficiel... Dans quelques cas ces ulcérations guérissent avec assez de rapidité, mais le plus souvent elles deviennent le siège d'une inflammation plus ou moins intense. »

J'ai bien vu, dans quelques cas de gingivite, l'ulcération se produire par la déchirure de l'épithélium que soulevait au niveau de la sertissure des dents une petite quantité de sérosité roussâtre ; mais je n'ai jamais observé sur aucun autre point de la muqueuse les vésicules dont parle le docteur Caffort; j'ai constaté seulement à la face interne de la joue une lésion sur laquelle je crois devoir appeler l'attention, bien que je ne l'aie rencontrée qu'une seule fois.

Chez un soldat du 53e de ligne, souffrant depuis plusieurs jours des gencives et présentant en effet une tuméfaction manifeste des gencives supérieure et inférieure, avec ulcération du bord dentelé, contre laquelle je n'avais encore dirigé d'autre traitement que l'usage d'un gargarisme boraté, j'ai constaté, trois jours après l'entrée, à la face interne de la joue gauche, au niveau de la dernière molaire supérieure, une pustule ombiliquée, reposant sur une base rouge, saillante, indurée, large de 7 à 8 millimètres, très-douloureuse et tout à fait indépendante de l'ulcération gingivale dont elle était séparée par une portion de muqueuse parfaitement saine. Le lendemain la pustule s'était élargie au sommet d'une manière notable, en même temps que l'ombilic s'était allongé d'arrière en avant. Le jour suivant, la dépression ombilicale avait disparu, et l'épithélium détruit avait laissé à découvert une couche pseudo-membraneuse analogue à la production plastique des pustules varioliques (1), mais circonscrite par un liseré ulcéreux dont les bords étaient saillants, grisâtres, en un mot identiques à ceux des ulcérations pariétales que j'avais déjà si souvent observées. Il y avait donc là, en définitive, une ul-

(1) Cette ressemblance a frappé aussi M. Taupin, qui a observé et décrit la stomatite ulcéreuse des enfants, sous le nom de stomatite gangréneuse. Journal des connaissances médico-chirurgicales; 1839, p. 133.

cération caractéristique, coïncidant d'ailleurs avec une gingivite ulcéreuse, et succédant à une pustule. J'aurais voulu suivre jusqu'au bout l'évolution de cette altération insolite; mais le malade souffrait beaucoup, de plus le choléra régnait dans les salles: je ne voulus donc pas y retenir cet homme plus longtemps sans nécessité, et je donnai le chlorate de potasse; dès le lendemain une modification radicale s'était produite, et vingt-quatre heures plus tard il ne restait plus sur la face interne de la joue qu'une excoriation finement granulée. Mais les gencives n'étant pas encore complètement guéries, je gardai le malade, qui dans la nuit suivante fut pris d'une cholérine très-grave.

Toutes les ulcérations succèdent-elles à une pustule semblable? Il est difficile de l'admettre, puisque le fait n'a été signalé jusqu'ici par aucun auteur, et que moi-même je ne l'ai observé qu'une fois; cependant, j'ai trouvé si souvent, à une époque rapprochée du début de la stomatite, des produits d'exsudation identiques à celui qui, dans le cas précédent, a été mis à nu par la rupture de l'épithélium, que leur attribuant tout naturellement le même mode de formation, je suis disposé à croire que l'existence d'une pustule initiale n'est pas un fait exceptionnel. Mais ce n'est là qu'une hypothèse; aussi me garderai-je bien de présenter cette pustule comme une lésion constante de la stomatite ulcéreuse. Toutefois, je ferai remarquer que l'on peut, *à priori*, concevoir et admettre sans peine que là où la fluxion inflammatoire se localise, une exsudation plastique se produise, soulève l'épithélium, puis le déchire, et disparaisse plus tard, détruite ou éliminée par le travail d'ulcération particulier à la maladie.

Or, c'est ainsi, sans doute, que les choses se passent, puisqu'on trouve l'exsudation molle jaunâtre toutes les fois qu'on observe la maladie près du début. Il est vrai qu'on ne retrouve jamais l'enveloppe épithéliale sans laquelle il n'y a véritablement pas pustule; mais si l'on songe que dans le seul cas où cette pustule a été bien évidente, elle a pu, dans l'espace de quarante-huit heures, se former, s'ombiliquer, se rompre et s'ulcérer, sans laisser d'autre trace qu'un produit d'exsudation dont l'aspect n'eût pu me faire soupçonner l'existence antérieure d'une pustule si je n'avais assisté aux différentes phases de son évolution, on comprendra que cette évolution puisse se faire avec assez de rapidité pour que la première période échappe le plus souvent à l'observation.

En résumé, il y a là une question de fait que les médecins de régiment sont seuls en position de résoudre; et si mon travail pouvait provoquer de leur part de nouvelles recherches, je ne serais pas surpris qu'elles les conduisissent à constater dans presque tous les cas une lésion initiale, qui serait ainsi une transition entre la congestion et l'ulcération.

Est-il besoin de faire remarquer, d'ailleurs, que

les points de la muqueuse buccale où l'on aura le plus de chances de rencontrer des pustules sont la face interne des joues, les amygdales et le voile du palais, c'est-à-dire les régions où les tissus sont assez extensibles pour que le soulèvement de l'épithélium se maintienne sans rupture immédiate, tandis qu'au contraire on n'en devra pas trouver sur les gencives, dont le tissu ferme se laisse plus difficilement déprimer par le produit de l'inflammation et hâte, par sa résistance, la déchirure de l'épithélium, qui se rompt en effet, ainsi que je l'ai vu dans quelques cas, par la seule pression de l'exsudation séreuse qui précède l'exsudation plastique ?

3° *Exsudation.*

Le produit plastique auquel je viens de faire allusion, et que j'ai observé sur un certain nombre de malades, mais exclusivement à la face interne des joues, à la face postérieure des lèvres et au voile du palais, est toujours de petite dimension ; je ne l'ai jamais vu dépasser dix millimètres dans tous les sens; il fait un relief bien marqué sur la muqueuse; il est d'une couleur jaune, et semble imbibé de pus; il est mou, facile à déchirer, mais adhérent par sa partie centrale, et, par ces caractères déjà, me paraît bien distinct de la concrétion blanche, épaisse et non adhérente de la diphthérite au début; de plus, contrairement à ce qui arrive dans cette dernière affection, l'exsudation de la stomatite, au lieu de s'étendre de proche en proche, se limite rapidement, reste en quelque sorte isolée au centre de l'ulcération qui grandit, et disparaît bientôt, soit par élimination et en laissant à découvert une surface ulcérée, soit en se confondant avec le tissu résistant et adhérent qu'on retrouve sur la plupart des ulcérations pariétales profondes, et dont j'étudierai plus loin la nature.

4° *Ulcération.*

Les gencives sont, sans contredit, le siége le plus ordinaire de la stomatite ulcéreuse des soldats. Le docteur Caffort en avait déjà fait la remarque; M. le docteur Brée n'a pas été aussi explicite à cet égard, mais les détails mêmes du traitement qu'il a indiqué montrent que c'est surtout à des gingivites qu'il a eu affaire; enfin, M. Malapert dit positivement avoir observé la maladie aux gencives, et particulièrement au pourtour des dernières molaires, beaucoup plus souvent que sur tout autre point de la muqueuse buccale. Or, mes propres observations confirment pleinement ces assertions, puisque, sur 95 cas, j'ai vu les gencives atteintes 67 fois, soit seules, soit en même temps que d'autres points de la cavité buccale. Après les ulcérations des gencives viennent, par ordre de fréquence, les ulcérations de la face interne des joues (cinquante-six), que je désigne simplement par le nom d'ulcérations pariétales

tales ; puis celles du repli de la muqueuse qui est en arrière des dernières molaires supérieure et inférieure, et que, par abréviation, j'appellerai repli inter-maxillaire (trente-quatre) ; les ulcérations de la voûte ou du voile du palais (neuf) ; celles des amygdales (sept), de la face postérieure des lèvres (six), et enfin celles des bords de la langue (cinq).

— *Ulcérations gingivales.* — La gencive inférieure est beaucoup plus souvent atteinte que la supérieure. En effet, dans tous les cas de gingivite simple ou compliquée que j'ai observés, la gencive inférieure a été malade, soit seule, soit en même temps que la supérieure ; celle-ci n'a donc jamais été atteinte isolément, tandis que dans un tiers des cas (1) la gencive inférieure s'est ulcérée sans que la supérieure fût le moins du monde modifiée ou présentât d'autre altération que de la rougeur.

A quoi tient cette préférence de la stomatite ulcéreuse pour les gencives, et particulièrement pour la gencive inférieure ? Peut-être à ce double fait que l'absence de tout soin de propreté de la bouche (2) entretient, chez la plupart des soldats,

(1) Sur 67 faits de gingivite simple ou compliquée, il n'y en a que 61 où la gencive malade ait été exactement indiquée ; or, dans ces 61 cas, la gencive inférieure a été atteinte, elle l'a même été dans 24 cas isolément.

(2) Malgré les recommandations les plus réitérées et les prescriptions les plus formelles, les soldats négligent complètement de soigner leur bouche, et pour la généralité, si ce n'est pour tous, la brosse à dents qui figure dans le sac est un ustensile de luxe dont ils ont bien garde de se servir.

un état fluxionnaire habituel des gencives, qui lui-même a pour résultat d'augmenter la sécrétion du tartre, et que, par suite de l'accumulation de ce tartre, toujours plus considérable à la gencive inférieure, celle-ci se trouve maintenue dans un état de congestion ou de sub-inflammation qui, agissant là uniquement comme cause prédisposante locale, la rend plus apte à subir l'influence du principe morbide introduit dans l'économie, en même temps qu'elle favorise le développement de la lésion spéciale qui constitue le caractère essentiel de la maladie (1).

Dans l'immense majorité des cas, c'est au niveau des incisives, des canines et de la première molaire que les gencives sont ulcérées; mais il n'est pas rare de voir le travail d'ulcération s'étendre jusqu'aux dernières grosses molaires, et le plus souvent cette extension ne se fait que d'un seul côté ; dans les faits que j'ai recueillis, elle a eu lieu à gauche plus souvent qu'à droite (18-10).

Je n'ai vu que très-rarement les gencives ulcérées dans tout leur pourtour (six fois : quatre fois les

(1) C'est ainsi que dans la variole on voit une éruption discrète devenir confluente sur des points circonscrits qui ont été précédemment le siége d'une fluxion ou d'une congestion. J'ai observé dans mon service de l'hôpital Saint-Antoine deux exemples bien dessinés de ce fait : un homme convalescent de pleurésie fut atteint d'une varioloïde dont les pustules, faciles à compter sur le reste du corps, formèrent au contraire un large groupe très-confluent sur toute la surface occupée quelques jours avant par un vésicatoire; chez une jeune fille également atteinte d'une varioloïde très-discrète, j'ai vu les pustules se presser et se réunir en cercle au pourtour d'une induration furonculeuse.

deux gencives simultanément et deux fois l'inférieure seule).

Le travail d'ulcération commence toujours par le bord libre des gencives, et le plus ordinairement par leur face antérieure ; puis il envahit le reste du tissu gingival, qu'il érode parfois dans toute sa hauteur.

Au début, l'ulcération n'est pas toujours facile à reconnaître; elle forme un liseré grisâtre qui, à l'œil nu, peut donner l'idée d'une exsudation linéaire, mais qui, à la loupe, offre les caractères bien tranchés d'une ulcération dont le fond est grisâtre et dont les bords, d'une nuance plus claire, paraissent formés par les lambeaux adhérents de l'épithélium rompu.

Pendant les premiers jours, le travail d'ulcération marche en général avec une rapidité extrême ; j'ai vu, dans l'espace de vingt-quatre heures, des ulcérations envahir presque toute la hauteur de la gencive, puis rester stationnaires, alors même que la maladie gagnait d'autres points de la muqueuse buccale. Du reste, elles atteignent rarement la gouttière gingivo-labiale et ne dépassent pas d'ordinaire quatre ou cinq millimètres en hauteur.

Dans le principe, la surface ulcérée ne sécrète qu'une sérosité louche ou sanguinolente; mais bientôt le pus apparaît, toujours mélangé d'une quantité variable de sang et d'une proportion de tartre dentaire d'autant plus considérable que l'ulcération est plus profonde. C'est ce mélange qui donne au produit morbide dont les ulcérations gingivales sont recouvertes, tantôt une couleur grise ou rosée et une apparence de plâtre délayé, tantôt une apparence caséiforme et une couleur jaunâtre, suivant que la sécrétion du tartre et l'écoulement du sang sont plus ou moins abondants.

Je n'ai vu dans aucune maladie de la muqueuse buccale le tartre se produire en aussi grande quantité que dans la gingivite ulcéreuse, ce qu'il faut attribuer sans doute à ce que le travail d'ulcération, par cela seul qu'il envahit toute l'épaisseur et parfois toute la hauteur de la gencive, atteint nécessairement le périoste alvéolo-dentaire et détermine dans cette membrane une irritation très-vive qui se traduit par une exagération de la sécrétion du tartre dentaire (1).

Je n'ai jamais observé sur les ulcérations gingivales d'autre produit morbide que le mélange de pus, de tartre et de sang que je viens de signaler : ce mélange présente parfois un degré de cohésion assez marqué pour simuler, au premier abord, une exsudation plastique ; mais il suffit du plus léger examen pour reconnaître sa véritable nature. Une seule fois j'ai vu à la gencive supérieure, au niveau de l'incisive latérale et de la canine droites, une lame comme pseudo-membraneuse, qui, de la gencive, s'étendait à 5 ou 6 millimètres du bord de la lèvre et masquait en partie une large ulcération

(1) Voir, sur l'origine probable du tartre, les leçons de physiologie de M. Cl. Bernard, t. II, p. 134-135.

de la muqueuse gingivo-labiale; mais ce n'était là qu'un lambeau de muqueuse mortifiée identique à celui qui recouvre la plupart des ulcérations pariétales, et qui n'a rien de commun avec l'exsudation diphthéritique. Ce lambeau était adhérent d'ailleurs, et je n'aurais pu l'enlever sans l'exciser; mais, dans les cas ordinaires, il suffit de passer un linge sec sur la gencive malade pour enlever la bouillie sanieuse dont elle est recouverte et sous laquelle on trouve toujours une ulcération à fond grisâtre, piqueté très-communément de taches ecchymotiques, à bords livides et taillés à pic, et reposant sur un tissu violacé, tuméfié, rarement fongueux, qui disparaît quelquefois en partie et laisse à nu le collet et une portion de la racine des dents.

Après une période d'état qui peut durer jusqu'à deux septenaires, on voit diminuer simultanément la sécrétion de pus et de tartre; le sang qui, spontanément ou sous l'influence de la plus légère pression, s'écoulait de la surface ulcérée, cesse de paraître; en même temps l'ulcère change d'aspect, les taches violacées font place à des granulations rouges plus ou moins fines, qui, peu à peu, recouvrent tout le fond de l'ulcération; enfin le tissu gingival se reproduit d'ordinaire avec une rapidité et une énergie telles, que la gencive a presque toujours repris sa hauteur normale lorsque le travail de cicatrisation s'achève : je n'ai vu qu'un seul cas où les dents soient restées déchaussées, c'est celui auquel j'ai fait allusion quelques lignes plus haut, et dans lequel, par exception, la muqueuse mortifiée s'est détachée du reste de la gencive, sous forme de lambeau, au lieu de s'en séparer par une sorte d'exfoliation moléculaire, ainsi que cela se voit presque toujours dans la gingivite ulcéreuse.

Dans la forme chronique, le tissu gingival semble moins gorgé de sang; il est moins tuméfié, et une nuance blafarde succède à sa couleur violacée; la sécrétion de pus et de tartre diminue notablement, et l'ulcération se cicatrise avec plus ou moins de lenteur, sans laisser après elle d'induration appréciable. Lorsque, sous l'influence d'une cause quelconque, la forme franchement inflammatoire se reproduit, elle reparaît avec tous les caractères anatomiques que j'ai précédemment décrits.

La gingivite ulcéreuse a-t-elle été guérie rapidement et pendant la période d'acuité, la gencive prend et conserve plusieurs jours encore après la cicatrisation complète une coloration d'un rouge vif et vermeil. La guérison, au contraire, s'est-elle opérée lentement ou dans le cours d'une gingivite chronique, la gencive garde longtemps la teinte blafarde qu'elle a prise au moment où l'inflammation a perdu son acuité.

— *Ulcérations de la face interne des joues.* — Sur cinquante-six cas d'ulcération de la face interne des joues, que, par abréviation, j'appelle *ulcérations pariétales*, j'ai vu la maladie siéger vingt-neuf fois à la joue gauche, vingt-trois fois à la joue droite, et trois fois seulement des deux côtés en même temps ; dans un cas, le côté malade n'a pas été noté.

Ainsi, d'une part, dans la presque totalité des cas, les ulcérations pariétales ne se sont montrées que d'un seul côté, et, d'autre part, elles se sont montrées plus fréquemment à gauche qu'à droite. Mais, je n'ai pas besoin de le faire remarquer, autant les chiffres qui mettent le premier fait en évidence ont de valeur au point de vue de l'histoire générale de la maladie, autant en ont peu ceux qui sont relatifs au second. Lorsqu'en effet je constate que, sur cinquante-cinq cas de stomatite pariétale, les altérations caractéristiques ne se sont produites que trois fois des deux côtés, je suis autorisé à penser que le développement unilatéral des ulcérations n'est pas un fait accidentel, mais qu'il constitue véritablement un caractère de la stomatite ulcéreuse. Mais lorsqu'au contraire je constate que sur cinquante-deux cas de stomatite ulcéreuse unilatérale, la maladie s'est montrée vingt-trois fois à droite et vingt-neuf fois à gauche, j'hésite à voir dans une différence aussi peu marquée autre chose qu'un résultat fortuit, auquel une nouvelle série de faits pourrait faire perdre toute signification.

Une circonstance qui justifie encore mes doutes, c'est que dans les cas d'angine ulcéreuse unilatérale que j'ai recueillis, la prédominance appartient au côté droit.

Il est vrai que précédemment, à propos de la gingivite latérale, j'ai dit que je l'avais observée plus souvent à gauche qu'à droite; mais dans la question actuelle ce fait a peu de valeur. En effet, les ulcérations gingivales au niveau des molaires sont presque toujours dues à l'extension, par simple contact ou par continuité de tissu, des ulcérations pariétales situées le plus profondément, et il est tout naturel que j'aie trouvé les premières plus fréquentes du côté où les secondes se sont produites le plus souvent. J'ai cherché d'ailleurs dans l'état des dents, dans le décubitus habituel, dans la direction de la pipe, une circonstance qui pût expliquer, pour chaque cas, la présence des ulcérations d'un côté plutôt que de l'autre; mais je dois dire que ces recherches n'ont donné aucun résultat.

En définitive, de ce qui précède ressort nettement ce fait, à savoir : que la stomatite ulcéreuse pariétale ne se développe, dans la presque totalité des cas, que d'un seul côté de la cavité buccale; et ce fait constitue véritablement un caractère de la maladie, puisqu'on ne le retrouve dans aucune autre variété de stomatite.

Le siège le plus ordinaire des ulcérations pariétales est cette partie de la muqueuse qui répond au point de rencontre des deux arcades dentaires; de sorte que, lorsqu'on fait écarter les mâchoires, on voit les ulcérations sur le trajet d'une ligne fictive qui, partant de l'espace intermaxillaire, irait se terminer à la commissure labiale. Elles sont donc, en général, situées au-dessous de l'orifice du conduit de Sténon. Quelquefois, cependant, elles s'étendent plus haut que cet orifice, qui se trouve ainsi envahi, et, d'autres fois, elles descendent jusqu'au repli gingivo-labial ; mais ce sont là des faits exceptionnels.

Le plus ordinairement, il n'y a qu'une seule ulcération pariétale : toutefois, il n'est pas rare d'en observer des groupes de deux ou trois. Dans deux cas j'ai trouvé quatre ulcérations du même côté, jamais plus. Elles sont constamment placées les unes au-devant des autres, dans la direction que j'ai indiquée plus haut. Je n'ai trouvé qu'une exception à cette disposition : dans le fait dont il s'agit, il y avait deux ulcérations, placées l'une au-dessus de l'autre.

Les ulcérations sont d'autant plus étendues et d'autant plus profondes, qu'elles sont situées plus en arrière, ce qui tient sans doute à ce que les liquides sanieux vont naturellement s'accumuler dans le fond de la bouche pendant le séjour au lit, et y entretiennent une irritation très-propre à activer le travail d'ulcération.

L'intervalle qui sépare les ulcérations varie de un centimètre à un millimètre; dans ce dernier cas, si elles sont nombreuses ou très-étendues, il semble, au premier aspect, que toute la partie moyenne de la muqueuse pariétale soit creusée d'une longue ulcération ; ce qui, du reste, a lieu en effet, lorsque des ulcérations multiples sont abandonnées à elles-mêmes, parce qu'elles finissent par se confondre.

J'ai vu plusieurs fois cette réunion s'opérer dans des cas d'ulcération double, et la forme de quelques ulcérations, rétrécies vers leur centre, m'a fait supposer qu'elles s'étaient formées par la réunion de deux ulcérations isolées dans le principe.

Au début, les ulcérations sont assez régulièrement arrondies, mais bientôt elles prennent la forme qu'elles garderont ensuite jusqu'au moment où commencera le travail de réparation, la forme oblongue d'arrière en avant; leurs contours sont souvent irréguliers pendant la période inflammatoire, mais la forme allongée persiste; elles s'arrondissent de nouveau, au contraire, dès que le travail de cicatrisation marche franchement.

Il est probable que l'étendue des ulcérations varie au début; dans le cas que j'ai rapporté plus haut (p. 87), l'ulcération avait de huit à dix millimètres de diamètre, et, d'après les dimensions que présente, en général, l'exsudation jaunâtre qui, suivant moi, appartient toujours à la période initiale de la maladie, je suis disposé à croire que ce chiffre est le plus ordinaire; cependant j'en ai certainement vu d'un diamètre plus petit.

A la période d'état, l'étendue des ulcérations pariétales est assez variable ; j'en ai vu mesurer trente millimètres d'arrière en avant; je n'en ai jamais vu mesurer moins de six millimètres dans le même sens; la longueur la plus ordinaire est de quinze à vingt millimètres. Dans le sens vertical, les ulcérations ont en général de six à huit millimètres; ce n'est que par exception qu'elles atteignent une hauteur de douze et de quinze millimètres.

A la face interne des joues, aussi bien qu'aux gencives, le travail d'ulcération marche d'abord avec une très-grande rapidité; puis, arrivé à un point qu'il atteint parfois dans l'espace de quarante-huit heures, il reste stationnaire, et, en l'absence de tout traitement, ou par suite d'un traitement mal entendu, l'ulcération peut se maintenir ainsi dans un *statu quo* que j'ai vu persister jusqu'à dix, douze et quinze jours, dans les cas, par exemple, où j'observais, soit dans mon service, soit dans celui de M. Bonnafont, tantôt l'action de l'alun, tantôt les seuls effets de l'expectation, et dans un cas encore où la maladie s'est montrée rebelle à l'action du chlorate de potasse.

Je ne crois pas qu'on puisse admettre qu'il existe un rapport constant entre l'intensité des prodrômes et la gravité des altérations qui doivent leur succéder, mais j'ai remarqué cependant que dans les cas où les phénomènes prodromiques avaient été très-prononcés, l'ulcération était arrivée avec une rapidité extrême à son maximum de développement, à cet état, par exemple, où, par suite de l'étendue des surfaces ulcérées et de la violence de l'inflammation locale, la fièvre se réveille — lors même qu'une sédation générale est survenue après la période prodromique.

Dans ces cas, la fièvre secondaire, toujours plus forte que la réaction fébrile du début, semble se confondre avec elle, sans interruption appréciable.

Dans les cas, au contraire, où les phénomènes précurseurs sont moins prononcés ou nuls, le travail d'ulcération marche plus lentement. C'est ainsi que, d'après le récit de quelques malades, les douleurs aiguës, la tuméfaction sous-maxillaire et la salivation ne seraient survenues que quinze jours après l'apparition des premières douleurs à la joue; mais, le plus souvent, c'est dans l'espace de huit ou dix jours que les ulcérations atteignent leur plus grand développement, et c'est alors seulement que les phénomènes de réaction secondaire apparaissent.

Lorsque l'exsudation jaune du début disparaît rapidement et se détache d'une seule pièce, on trouve au-dessous d'elle une ulcération circulaire, dont les bords taillés à pic font un léger relief au-dessus de la muqueuse; ils sont rouges en général, mais quelquefois grisâtres. A cette période, tantôt le fond de l'ulcération est d'une teinte grise uniforme, tantôt, et c'est le cas le plus commun, il est parsemé de petites granulations d'un rouge vif ou violacé. L'ulcération peut s'étendre et se creuser en conservant ces mêmes caractères, passer par la période d'état et se réparer sans offrir dans son état anatomique des modifications autres que celles déjà décrites pour les ulcérations gingivales. Quant à la sécrétion dont elle est le siége, elle diffère peu de celle des gencives, et varie ainsi qu'elle, suivant la période à laquelle on l'observe. Au début, après la chute de l'exsudation initiale, c'est un suintement séro-sanguinolent ou séro-purulent, qui devient rapidement sanieux, grisâtre, mais qui, à la période d'état, présente moins de consistance que la bouillie caséeuse de la gingivite ulcéreuse : l'absence de tartre et peut-être aussi la présence d'une plus grande quantité de salive dans le mélange, rendent compte de cette dissemblance dans les produits de sécrétion.

Lorsque l'ulcération devient le siège d'une inflammation plus vive, ses bords se tuméfient, mais d'une manière inégale; ils prennent une teinte rouge ou livide, et la muqueuse s'injecte à leur base dans une étendue variable. J'ai vu cet état fluxionnaire se produire sur toute la face interne de la joue, au pourtour de l'ulcération, mais je ne l'ai jamais vu s'étendre à toute la muqueuse buccale.

Dès que commence la période de réparation, les bords de l'ulcération, qui déjà s'étaient un peu abaissés pendant la période d'état, tendent à s'effacer davantage ; la sécrétion devient plus franchement purulente, elle perd sa nuance grisâtre; en même temps, le fond de l'ulcère s'élève et devient uniformément rouge ; il est en effet formé alors de granulations plus ou moins saillantes, dont quelques-unes constituent parfois de véritables bourgeons charnus, mais qui peu à peu atteignent le niveau de la muqueuse environnante et, à partir de ce moment, se recouvrent d'une pellicule blanche, sur la nature et le rôle de laquelle je reviendrai plus loin.

J'ai observé cette forme simple de la stomatite ulcéreuse pariétale dans un cinquième des cas environ, mais dans tous les autres la maladie a présenté les caractères suivants : la surface ulcérée est en partie recouverte par une *fausse membrane* (1) très-adhérente dans toute son étendue, excepté par ses bords, qu'on voit se détacher du fond de l'ulcération, et assez résistante, surtout dans les premiers jours, pour qu'on ne puisse sans l'aide des ciseaux la séparer de la muqueuse, mais offrant plus tard une cohésion moins grande, de sorte qu'on parvient à en enlever quelques lambeaux épaissis par l'espèce de macération qu'ils ont subie dans le pus et la salive, et qui ont tout à fait l'apparence de parchemin ramolli. D'une couleur jaune pâle ou grisâtre, cette fausse membrane présente quelquefois (j'ai constaté le fait dans cinq cas seulement), sur un point quelconque de sa surface, une tache noirâtre ou violacée plus ou moins étendue, que, lors de mes premières observations, j'avais prise pour une plaque gangréneuse, mais qui est tout simplement, je m'en suis assuré par un examen attentif, le résultat d'une exhalation sanguine de même nature

(1) Je prends ici le mot *fausse membrane* dans son acception la plus simple, et comme représentant, non pas un produit de sécrétion, une membrane de nouvelle formation, mais simplement un tissu morbide, qui, par sa consistance, par ses dimensions, par sa disposition en lame, a l'aspect extérieur d'une membrane.

que le piqueté ecchymotique signalé précédemment sur les ulcérations gingivales.

Cette fausse membrane qui succède à l'exsudation jaune du début, dont elle se distingue d'ailleurs par sa couleur, sa consistance et ses dimensions, peut rester stationnaire, comme l'ulcération sur laquelle elle repose, pendant un laps de temps dont la durée varie suivant la nature du traitement, mais qui m'a paru ne pas dépasser deux septenaires ; et lorsqu'elle disparaît, éliminée, soit par les seuls efforts de la nature, soit par l'effet d'un traitement convenable, elle laisse derrière elle une ulcération dont les caractères et la marche ne diffèrent en rien de ceux de l'ulcération simple et primitive que je viens de décrire (p. 103 et suiv.). Or, que cette ulcération se cicatrise rapidement ou qu'elle passe à l'état chronique, peu importe, la fausse membrane ne se reproduira pas, même dans les cas de recrudescence inflammatoire : pour ma part, du moins, je n'ai vu aucune exception à cette règle.

Je ne crois pas qu'il soit nécessaire d'insister beaucoup pour démontrer que ce tissu morbide n'a aucune espèce d'analogie avec la *fausse membrane diphthéritique*. Rien dans son mode de production, dans ses caractères anatomiques, dans son mode de développement et d'élimination, ne rappelle le produit d'exsudation de l'*inflammation pelliculaire* (Bretonneau), qui se coagule par points isolés, s'étendant et se confondant ensuite, pour former une fausse membrane uniformément blanche ou grise, sans mélange de pus, facile à enlever par lambeaux à toutes ses périodes d'évolution, et qui ne tient à la membrane muqueuse rouge et souvent chagrinée mais non ulcérée, qu'elle recouvre, que par les prolongements qu'elle envoie dans les follicules mucipares ; qui, enfin, a pour caractère essentiel et parfois terrible, de tendre toujours à se reproduire sur place et à envahir de proche en proche les parties voisines. — Qui ne voit au contraire, dans la densité, dans la force de cohésion du tissu que je viens de décrire, dans ses adhérences avec la membrane muqueuse, adhérences invincibles tant que le travail d'élimination n'a pas commencé, tous les caractères d'une trame organique faisant corps avec la muqueuse ulcérée qu'elle masque en partie, et ne se séparant d'elle que lorsque, de la périphérie au centre, tous les rameaux vasculaires et le tissu cellulaire qui la retiennent ont cessé de vivre ? Qui ne voit, en un mot, dans ce tissu un lambeau de la muqueuse buccale mortifiée ?

Déjà, au mois d'août 1855, c'est-à-dire à une époque où je n'avais encore vu, chez les soldats, qu'un petit nombre de stomatites ulcéreuses pariétales, j'émettais (1) sans hésitation cette idée, que la

---

(1) Dans un rapport sur l'emploi du chlorate de potasse, rapport qui a été publié quelques mois plus tard dans le t. XVI, 2e série, du Recueil de mémoires de méd. et de chir. milit.

stomatite ulcéreuse des soldats n'est pas une stomatite diphthéritique, et je comparais au bourbillon du furoncle (1) le lambeau pseudo-membraneux qui recouvre les ulcérations de la face interne des joues; or, les faits si nombreux que j'ai observés depuis ont pleinement justifié ma manière de voir, et n'ont laissé aucun doute dans mon esprit sur la différence radicale qui, au point de vue anatomique seulement, et sans parler encore des différences symptomatiques que je ferai ressortir plus tard, sépare la stomatite ulcéreuse des soldats des affections diphthéritiques. Et, comme si aucun genre de preuves n'avait dû manquer à la démonstration de ce que je crois être une vérité, le microscope, d'accord cette fois avec les déductions de l'observation clinique, a nettement fait voir qu'il s'agissait bien, en effet, d'un tissu mortifié, et non d'un produit de sécrétion plastique.

Peu familiarisé avec les recherches microscopiques, j'ai prié MM. Ch. Robin et Follin, dont le savoir et l'habileté sur ce point ne peuvent être pour personne l'objet d'un doute, ainsi que MM. Lhuys et Vidal, qui se sont déjà fait connaître par d'intéressants travaux micrographiques, de vouloir bien m'aider de leur expérience. Ces honorables confrè-

(1) Cette comparaison n'est juste que pour un certain nombre de cas; dans d'autres, l'aspect extérieur de la muqueuse mortifiée rappelle les lambeaux de tissu cellulaire qu'entraîne avec lui le pus du phlegmon diffus, mais le plus souvent elle a l'apparence du parchemin ramolli.

res ont accueilli ma demande avec l'empressement le plus obligeant, et j'extrais des notes qu'ils ont bien voulu me remettre sur les altérations anatomiques et sur les produits morbides de la stomatite ulcéreuse des soldats, les détails qui suivent.

— *Observations microscopiques.*— La sanie purulente qui recouvre les ulcérations pariétales, examinée pour la première fois par M. le Dr Follin, n'avait présenté que des globules de pus, des globules granuleux d'exsudation, et quelques granulations amorphes. Dans un liquide de même nature, pris sur un autre malade, M. le docteur Vidal a trouvé une grande quantité de globules de pus, et une proportion considérable de cellules d'épithélium à différents âges; et quelques gouttes de ce même produit, examinées trente-six heures plus tard par M. le Dr Lhuys, ont offert à cet observateur : 1° de nombreux globules pyoïdes, la plupart dépourvus de noyaux ; 2° des globules sanguins ; 3° une matière amorphe interposée entre ces différentes espèces de globules, matière très-finement granuleuse, et servant d'*humus* ou de point d'implantation à une multitude de filaments entrecroisés, filiformes, de la nature des algues des muqueuses décrites par M. Ch. Robin ; 4° enfin, une quantité prodigieuse de *vibrions*, se présentant sous l'apparence de filaments en forme de bâtonnets plus ou moins allongés, et animés d'un mouvement vibratoire.

M. Charles Robin a trouvé dans la sanie purulente d'une ulcération pariétale récente : 1° des cellules épithéliales ; 2° des globules de pus ; 3° des filaments peu nombreux de l'algue filiforme de la muqueuse buccale ; 4° de nombreux vibrions (*vibrio lineola*).

Enfin, dans un autre cas de stomatite ulcéreuse pariétale datant de deux mois, le liquide, d'une nuance grisâtre très-prononcée et veiné de stries violettes, examiné par le même micrographe vingt-heures (juin 1856) après avoir été enlevé de la surface de la muqueuse, a présenté des globules de pus et des globules de sang altérés, des vibrions filiformes agités de mouvements vibratoires de la queue, sans algues et sans trace de fibrine.

Ainsi ces quatre observateurs ont tous constaté la présence du pus ; l'un d'eux a seul constaté la présence d'une faible proportion de fibrine. Ce sont là les seuls points importants à signaler, car il n'y a, je crois, aucun compte à tenir des autres éléments révélés par le microscope, attendu que leur présence est due à des circonstances tout à fait accidentelles et complètement indépendantes de la nature, de la période ou de la gravité de la maladie. Que le pus soit mélangé d'une forte proportion de salive, et le microscope montrera une grande quantité d'algues et de cellules d'épithélium ; que plusieurs heures s'écoulent entre le moment où la sanie purulente est enlevée de la surface ulcérée et celui où elle est examinée, et aussitôt apparaîtront des myriades de vibrions ; quant aux globules rouges, il est évident qu'on ne les trouvera que dans ces sanies grisâtres ou violacées dont la coloration est due à la présence d'une proportion de sang plus ou moins considérable. Que l'examen microscopique, au contraire, soit fait dans des conditions opposées, et ces produits accidentels manqueront. Mais ce qui ne manque jamais, ce sont les globules de pus, et ce qui manque presque toujours, c'est la fibrine : or, qu'on renverse les termes de cette proposition, et l'on aura le résumé de ce que les micrographes constatent dans les produits de l'inflammation pelliculaire. Je n'insiste pas.

Les résultats de l'examen microscopique ne sont pas moins significatifs relativement au lambeau membraniforme de la stomatite pariétale. Le 2 juin 1856, à quatre heures, j'enlevai, à l'aide des ciseaux, une lame très-adhérente et baignée de pus qui occupait le centre d'une ulcération caractéristique, dans un cas de stomato-gingivite récente, dégagée de toute espèce de complication, un cas type en un mot. Le lendemain matin, à onze heures, je remis la pièce anatomique à M. Ch. Robin, qui voulut bien l'examiner immédiatement et me faire constater les faits. Séance tenante, et en quelque sorte sous sa dictée, je rédigeai la note suivante, qui résume les détails de cette observation microscopique, faite avec le soin et l'attention que M. Robin a l'habitude de mettre à ce genre de recherches.

« Le produit liquide qui accompagne le lambeau membraniforme ne renferme que des débris de globules purulents ; les globules de sang, les algues et les vibrions manquent ; on ne trouve pas trace de granulations fibrineuses ; quant au produit lamelleux lui-même, il est composé de longues lanières de fibres réunies en faisceau et formant des anses onduleuses qui circonscrivent des masses amorphes de tissu cellulaire mortifié : ces fibres ne sont elles-mêmes que les fibres de la membrane muqueuse saine, mais plus pâles et plus onduleuses qu'à l'état normal. »

Si un doute avait pu me rester jusqu'alors sur la nature de la stomatite ulcéreuse des soldats, ou du moins sur l'impossibilité absolue d'établir, au point de vue anatomo-pathologique, la moindre analogie entre cette maladie et la diphthérie, on conviendra que ces faits étaient bien propres à le dissiper complètement. Cependant la pellicule blanche dont j'ai déjà parlé (p. 104), et qui, dans les cas de stomatite pariétale avec mortification de la muqueuse, succède à l'élimination du lambeau mortifié, se détache et se reproduit à plusieurs reprises, pouvait encore être considérée comme une exsudation plastique, d'autant moins épaisse qu'elle se montre à une période plus avancée de la maladie. Mais, sur ce point comme sur les autres, le microscope devait répondre d'avance aux objections tirées de la présence de ce dernier produit, et ne laisser subsister aucune incertitude : il a permis de constater en effet, et c'est encore à M. Ch. Robin que je dois ce document intéressant, que cette pellicule, qui n'apparaît qu'au moment où commence la réparation de la muqueuse, est tout simplement un produit de la sécrétion épithéliale, destiné à protéger le travail de cicatrisation.

Ces faits sont tellement précis, et leur signification est tellement évidente, que je n'ai pas besoin de m'y arrêter davantage; je les rappellerai, du reste, lorsque j'aborderai la question de nosologie.

6° *Elimination. — Réparation. — Cicatrisation.* Dans tous les cas de stomatite pariétale (un seul excepté) où le chlorate de potasse a été administré, j'ai vu l'élimination du lambeau mortifié se faire avec une grande rapidité; il m'est arrivé plusieurs fois de ne plus le retrouver au bout de vingt-quatre heures, mais en général il n'a disparu complètement que le deuxième ou le troisième jour. La plupart des malades ignorent à quel moment la muqueuse mortifiée s'est détachée; mais il en est quelques-uns qui affirment avoir senti tomber ce qu'ils appellent *un morceau de peau* de la face interne de la joue : cependant je n'ai retrouvé que deux fois, dans la salive rejetée, le lambeau membraniforme. Quelle est, au contraire, la durée du travail d'élimination lorsque la stomatite ulcéreuse est traitée par les caustiques, les astringents, ou bien encore abandonnée à elle-même? C'est ce que je ne puis dire d'une manière précise, faute de documents complets ; mais le petit nombre de faits que j'ai pu observer m'autorise à penser qu'il dure rarement au-delà de deux septenaires.

Je ne reviens pas sur les caractères de l'ulcération que la chute de la muqueuse mortifiée laisse à découvert ; elle ne diffère en effet de l'ulcération simple primitive, que par sa coloration d'un rouge plus vif et plus franc et par ses granulations plus nombreuses, véritables bourgeons charnus qu'il faut parfois réprimer avec le nitrate d'argent pour hâter la cicatrisation.

C'est à cette période qu'apparaît la pellicule épithéliale, de forme circulaire, comme l'ulcération (*voy.* page 101) qu'elle recouvre ; elle tranche sur la muqueuse environnante par sa nuance d'un blanc mat ; on peut la détacher facilement, mais elle se reproduit dans les vingt-quatre heures. Lorsque la cicatrisation est complète, l'épithélium reprend ses caractères normaux et se confond avec celui du reste de la muqueuse ; et si la maladie a suivi une marche rapide, il ne reste aucune trace de l'ulcération ; dans quelques cas, cependant, son siége se reconnaît, pendant plusieurs jours, à une dépression de la muqueuse, qui, dans ce point, reste un peu injectée.

7° *Forme chronique.*

Lorsque, après l'élimination de la muqueuse, la stomatite passe à l'état chronique, les bords de l'ulcération restent saillants et s'indurent ; d'une couleur grise d'abord, ils prennent plus tard un aspect nacré; les granulations rouges du fond de l'ulcération pâlissent et se dépriment; sa surface devient grisâtre, mais, peu à peu, elle se rétrécit en conservant cette nuance, et finit par former comme une simple gerçure au sommet du mamelon allongé que forme la muqueuse indurée. Quant au liquide sécrété, il varie suivant l'époque à laquelle on observe la stomatite chronique. Dans le principe, c'est un pus sanieux semblable à celui qui recouvrait l'ulcération à la période d'état, mais plus diffluent; à ce pus succède un liquide opalin dont le suintement persiste jusqu'à cicatrisation complète de la gerçure.

Contrairement à ce qui arrive dans les cas de stomatite ulcéreuse aiguë avec guérison rapide, la muqueuse, ici, forme une saillie indurée à laquelle viennent aboutir des plis radiés qui s'effacent insensiblement à mesure que l'induration se dissipe; il ne reste plus alors sur la muqueuse qu'une cicatrice linéaire dont je n'ai pu suivre les modifications ultérieures.

8° *Recrudescences inflammatoires; rechutes.*

Les recrudescences de la stomatite pariétale peuvent se produire à toutes les périodes de l'état chronique : j'en ai vu survenir une dans un cas où l'ulcération ne consistait plus qu'en une fissure linéaire occupant le sommet d'une induration mamelonnée; et, anatomiquement, elles ne diffèrent en général de la forme aiguë primitive que par l'absence de lambeau membraniforme. Peut-être cette dernière circonstance tient-elle uniquement à ce que, par suite de l'induration dont elle est le siége, la muqueuse pariétale se rapproche plus ou moins de la consistance de la muqueuse gingivale, et disparaît comme elle par exfoliation insensible.

Tant que la membrane muqueuse n'est pas complètement cicatrisée, ces recrudescences sont à craindre. J'ai lieu de croire qu'elles sont très-fréquentes, et qu'elles constituent l'immense majorité des cas que l'on considère comme des exemples de récidive. J'ai toujours remarqué, en effet, que ces prétendues récidives se reproduisaient à très-courte échéance, toujours du même côté, et, en interrogeant avec soin les soldats qui accusaient une première atteinte de stomatite, j'ai fini par reconnaître que la guérison n'avait jamais été aussi complète que les malades l'avaient dit d'abord : tantôt les gencives, tantôt la face interne des joues étaient restées douloureuses : or, quand la cicatrisation est complète, toute espèce de douleur disparaît. Je suis donc autorisé à croire que, dans ces cas, la muqueuse était encore ulcérée, et par conséquent à considérer ces nouvelles atteintes comme de simples rechutes. Quant aux récidives proprement dites, je ne suis pas en mesure d'en nier formellement la possibilité, mais je crois qu'elles sont une exception ; pour ma part, je n'en ai pas observé un seul cas bien avéré.

— *Ulcérations intermaxillaires.* — Au niveau de l'espace intermaxillaire, les ulcérations ne présentent aucun caractère particulier, et, pour ce qui les concerne, les seuls faits à signaler sont, d'une part, qu'elles restent rarement circonscrites à la muqueuse intermaxillaire et qu'elles se confondent presque toujours par leurs bords supérieur et inférieur, plus souvent par ce dernier, avec une ulcération de la gencive qui entoure les dernières grosses molaires ; et, d'autre part, qu'elles parcourent en général toutes leurs périodes d'évolution sans présenter le lambeau membraniforme si ordinaire dans la stomatite ulcéreuse pariétale. Dans le seul cas où j'ai pu constater sa présence, il n'occupait que la partie centrale de l'ulcération, et il est assez probable qu'il en est toujours ainsi, par la raison qu'en haut et en bas de l'espace intermaxillaire la muqueuse prend les caractères du tissu gingival.

— *Ulcérations de la voûte et du voile du palais.* —Elles sont assez rares, puisque je ne les ai observées que neuf fois, soit seules, soit combinées avec d'autres ulcérations de la muqueuse buccale. Les ulcérations de la luette ne présentent, avec celles des parois, d'autre différence que celle qui résulte du siége, c'est-à-dire que, n'étant pas comme celles-ci continuellement froissées par le contact des dents, elles offrent une surface plus unie, de telle sorte qu'au premier abord on pourrait prendre le lambeau de muqueuse mortifiée pour une véritable exsudation diphthéritique. Cette analogie d'aspect a été remarquable dans un fait que j'ai publié (1); mais lorsqu'on voit cette lame jaune, parfois tachetée de points ecchymotiques, se détacher et laisser à découvert une ulcération, le doute n'est plus possible. Les ulcérations de la luette et du voile du palais sont à peine douloureuses ; celles des piliers le sont davantage, par suite de la présence des muscles glosso et pharyngo-staphylins, qui, à chaque mouvement de déglutition, tiraillent la muqueuse ulcérée.

A la voûte palatine, les ulcérations, que j'ai toujours vues d'ailleurs se confondre en avant avec une ulcération du bord postérieur de la gencive, sont quelquefois très-étendues; mais elles sont toujours très-superficielles, ce qui tient à ce que la muqueuse, très-adhérente à la voûte osseuse, ne se laisse pas distendre et boursouffler, comme la muqueuse pariétale, par la fluxion inflammatoire; par le même motif, elle ne se détache pas par lambeau. Cependant, je dois dire qu'au voile les ulcérations sont également peu profondes ; elles semblent n'être qu'une simple érosion de la muqueuse sur laquelle le pus s'étend en nappe ondulée.

— *Ulcérations des amygdales. Angine ulcéreuse.* —La plupart des auteurs qui ont parlé de la

(1) Loc. cit., obs. 4.

stomatite ulcéreuse des troupes se sont bornés à signaler les ulcérations des amygdales, sans donner aucun détail sur cette intéressante variété de la maladie, qui méritait cependant qu'on la décrivît avec quelque soin, par cela seul qu'elle peut, en raison de son siége et de son aspect, donner lieu à des erreurs de diagnostic.

Je n'ai observé que sept cas d'angine ulcéreuse : la maladie s'est montrée quatre fois sur l'amygdale droite, deux fois sur l'amygdale gauche, et une fois seulement sur les deux amygdales ; d'où il suit qu'ici, comme dans la gingivite et dans la stomatite pariétale, le développement unilatéral de la maladie est la règle. L'ulcération tonsillaire a coïncidé trois fois avec une altération semblable de la luette ou des piliers, et trois fois avec l'ulcération gingivale. Dans un de ces derniers cas, l'espace intermaxillaire était ulcéré. Je n'ai vu qu'une seule fois l'angine ulcéreuse simple ; or, c'est précisément pour les cas de ce genre qu'il importe de bien connaître les caractères de la maladie. Lorsqu'en effet la stomatite ulcéreuse se développe sur un point quelconque de la muqueuse buccale en même temps que sur les tonsilles, il n'y a pas d'erreur possible sur la nature de l'altération de ces glandes. Mais qu'au contraire la maladie se localise exclusivement et d'emblée sur une amygdale, et alors l'incertitude sera permise, parce que l'angine ulcéreuse peut, dans quelques cas, donner, au premier aspect, l'idée, tantôt d'une angine tonsillaire simple avec suppuration, tantôt même d'une angine gangréneuse.

Quel est l'état anatomique qui précède l'ulcération des amygdales ? C'est ce que je ne puis dire, n'ayant jamais observé l'angine ulcéreuse au début; dans tous les faits que j'ai recueillis, la maladie datait de plusieurs jours (de cinq à dix), et paraissait être arrivée à la période d'état. Mais il n'y a aucune raison de supposer que les choses se passent sur la muqueuse tonsillaire autrement que sur la muqueuse du voile ou de la face interne des joues.

Dans tous les cas, j'ai constaté une vive rougeur de la luette et même du voile, des piliers et des deux amygdales, en un mot de tout le pourtour de l'isthme pharyngien ; dans les six cas d'angine unilatérale, l'amygdale saine était manifestement tuméfiée, mais je ne l'ai vue que deux fois aussi volumineuse que l'amygdale ulcérée. Les bords de l'ulcération sont extrêmement saillants et comme boursoufflés, ce qui la fait paraître beaucoup plus profonde que les ulcérations pariétales, bien qu'en réalité la perte de substance ne soit pas plus considérable dans un cas que dans l'autre : cette tuméfaction excessive des bords de l'ulcère me paraît tenir à la texture comme spongieuse des amygdales, que l'on voit, en effet, dans les inflammations simples de cette région, atteindre en quelques heures un volume énorme et revenir parfois avec la même rapidité à leur état normal.

Je n'ai vu que dans un seul cas, sur sept, l'amygdale creusée d'une double ulcération; dans tous les autres, il n'y avait qu'une seule ulcération, occupant d'ailleurs toute la largeur de l'amygdale. Cette ulcération n'est pas, comme dans la stomatite pariétale, recouverte par un lambeau unique de muqueuse mortifiée; j'ai toujours vu cette membrane, dans l'angine ulcéreuse, se détacher du fond de l'ulcère par lambeaux multiples et isolés. Or, comme dans le seul cas où j'ai pu constater deux ulcérations bien distinctes, le même mode d'altération se présentait sur chacune d'elles, j'ai cherché l'explication de cette particularité anatomo-pathologique, non pas dans la multiplicité des ulcérations, mais dans la disposition de la muqueuse, qui s'enfonce profondément dans les cavités intra-amygdaliennes, en laissant à la surface de l'organe de larges orifices béants.

Ne peut-on pas admettre, en effet, que les lames superficielles de la membrane muqueuse se mortifiant, sans que les lames profondes et surtout les prolongements qui forment les follicules soient atteints par cette désorganisation, les orifices de ces mêmes follicules constituent autant d'intervalles qui séparent les divers points de l'ulcération où le travail de mortification s'est opéré? De là ces lambeaux multiples et isolés; de là aussi, sans doute, cette surface inégale, anfractueuse, de l'ulcération amygdalienne, qui, par sa couleur, au contraire, ne diffère en rien de l'ulcération pariétale. Ici, comme aux gencives et aux parois, c'est le même fond grisâtre, plus rarement piqueté de taches ecchymotiques, mais sécrétant également un pus sanieux toujours très-abondant. Dans un cas où la luette, une partie du voile et le pilier antérieur étaient ulcérés en même temps et du même côté que l'amygdale (c'est le cas auquel j'ai déjà fait allusion au commencement de ce paragraphe), je ne vis, en examinant la gorge pour la première fois, qu'une masse grise, mouchetée de taches violacées ou noirâtres, occupant tout l'espace compris entre la luette et le pilier antérieur gauche, et qui, au premier abord, m'aurait peut-être fait penser à une angine diphthéritique compliquée de gangrène, si le peu de gravité des phénomènes généraux, le souvenir de faits analogues, et enfin le caractère bien tranché de l'ulcération de la luette, ne m'avaient de suite fait reconnaître la nature de la maladie à laquelle j'avais affaire : dès le lendemain, en effet, je trouvai l'aspect de l'amygdale complètement changé, et je pus constater la présence de deux ulcérations, dont chacune présentait à sa surface plusieurs lambeaux de muqueuse mortifiée, ramollis et faciles à déchirer, mais adhérents par leur partie centrale.

Les ulcérations de la muqueuse amygdalienne me paraissent être celles que modifie le plus rapidement et le plus sûrement le chlorate de potasse : dans les sept cas que j'ai observés, l'ulcération a commencé à se déterger et à diminuer d'étendue dans les vingt-quatre heures; toujours le travail d'élimination a été terminé avant le quatrième jour, et enfin la cicatrisation, que j'ai vu s'opérer d'ailleurs sans production apparente de pellicule épithéliale, ne s'est jamais fait attendre plus de cinq jours.

Pour ne pas scinder l'histoire des ulcérations amygdaliennes qui, par leur siége, constituent une variété importante de la stomatite ulcéreuse, j'ajouterai de suite quelques détails sur les troubles fonctionnels, locaux ou généraux, qui résultent de leur développement. Chez mes sept malades j'ai constaté le premier jour — ai-je besoin de rappeler que chez tous j'ai observé la maladie à l'état aigu? — une réaction fébrile qui, du reste, n'a été très-prononcée que dans le cas d'angine ulcéreuse double, et n'a jamais persisté au-delà du deuxième jour. Chez tous la déglutition avait été extrêmement douloureuse au début, et la fétidité de l'haleine très-marquée; mais la salivation et l'engorgement des ganglions sous-maxillaires ont manqué dans le cas unique où l'amygdale était seule ulcérée, sans que la muqueuse buccale présentât d'autre altération qu'une injection de tout le pourtour de l'isthme.

— *Ulcérations de la face postérieure et du bord des lèvres.* — Sur les six cas d'ulcération spécifique des lèvres que j'ai pu recueillir, la lèvre inférieure a été atteinte quatre fois. Je n'ai observé que dans un seul des ulcérations multiples : elles étaient groupées au nombre de quatre sur la ligne médiane. Dans les autres cas, j'ai trouvé l'ulcération aussi souvent d'un côté que de l'autre.

J'ai vu les ulcérations labiales coïncider deux fois avec l'ulcération des gencives seules, deux fois avec cette même ulcération gingivale et celle de l'espace intermaxillaire, et une fois enfin avec celle de la paroi latérale; je n'ai trouvé qu'un seul cas dans lequel la maladie eût borné son action à la lèvre.

Les ulcérations labiales sont sans contredit celles qui ont présenté le plus souvent l'exsudation jaune du début, puisque j'ai constaté sa présence dans la moitié des cas; dans les autres, la maladie était arrivée à une période plus avancée de son évolution, et déjà la muqueuse mortifiée masquait en partie l'ulcération. Dans un cas que j'ai cité plus haut (p. 95), l'ulcération occupait à la fois toute la hauteur de la gencive supérieure au niveau de l'incisive latérale et de la canine droites, et toute la hauteur de la muqueuse labiale correspondante.

La période de réparation a toujours marché avec une très-grande rapidité, soit que l'ulcération fût simple, — et c'est ce qui a eu lieu dans les trois cas où l'exsudation initiale n'avait pas encore disparu, — soit qu'elle fût recouverte de la lame mortifiée. Dans tous les cas d'ailleurs, la pellicule épithéliale s'est montrée avant la cicatrisation.

Dans un cas où elle envahissait le bord libre de

la lèvre inférieure, l'ulcération a offert l'aspect d'une plaque muqueuse ; mais il n'y a là rien d'insolite, car cette transformation, qui tient sans doute au frottement des deux lèvres l'une contre l'autre, se produit dans tous les cas d'ulcération du bord libre, quelles que soient la cause et la nature de la solution de continuité ; le seul fait qui mérite peut-être d'être signalé ici, c'est que, malgré un contact prolongé, la lèvre supérieure est restée saine.

— *Ulcérations de la langue.* — Sur cinq cas d'ulcération de la muqueuse linguale, je n'en ai trouvé qu'un où elle fût seule ulcérée, et dans ce cas il y avait une ulcération de chaque côté du frein, dans la direction et en dehors des ranines ; dans les autres, l'ulcération coexistait avec des lésions de même nature, soit des gencives, soit de la paroi latérale, et toujours du même côté qu'elles : — deux fois à droite, et deux fois à gauche.

Les ulcérations linguales diffèrent par quelques traits de celles qu'on observe sur les autres points de la muqueuse buccale : elles sont allongées, superficielles, le plus souvent linéaires, ou du moins n'ont jamais plus de 3 à 4 millimètres de large ; leur fond est grisâtre, il est vrai, et, comme celui des ulcérations que j'ai déjà décrites, parsemé de granulations rouges plus ou moins nombreuses, mais il est recouvert d'un produit crêmeux, pultacé, d'un jaune pâle, ayant la consistance d'un pus visqueux, sans aucune adhérence, et se divisant par la plus légère pression des doigts. Ce produit de sécrétion ne présente donc pas la moindre analogie avec le lambeau membraniforme des ulcérations pariétales ou tonsillaires ; il en présente bien moins encore avec les exsudations diphthéritiques, mais il se rapproche de la sanie purulente de la gingivite ulcéreuse, dont il diffère un peu, néanmoins, — comme consistance et comme couleur, — par suite de l'absence du tartre dentaire.

J'ai retrouvé ces caractères dans tous les cas, mais je suis le premier à reconnaître qu'ils offrent une grande ressemblance avec ceux de la stomatite mercurielle, ressemblance telle, je l'avoue, que dans un cas, le seul où les ulcérations se soient produites exclusivement sur la muqueuse linguale, la tuméfaction notable de la langue, et le fait d'une orchite récente, m'ont laissé des doutes sur la nature de la maladie, malgré les dénégations les plus absolues du malade sur toute espèce de traitement antérieur par les frictions mercurielles. Peut-être même, pour les quatre autres faits, aurais-je encore hésité à me prononcer, si le peu de gonflement de la langue, et surtout les caractères bien tranchés des lésions concomitantes du côté des gencives ou de la face interne des joues, ne m'avaient clairement démontré que, dans ces cas, c'était bien à la stomatite ulcéreuse que j'avais affaire. Le peu d'épaisseur de la muqueuse linguale, son adhérence intime aux muscles sous-jacents, expliqueraient alors et le peu de profondeur des ulcérations, et l'élimination insensible des lames mortifiées.

Telles sont, dans la stomatite endémo-épidémique des soldats, les altérations de la membrane muqueuse, et on voit qu'en définitive elles peuvent se résumer en une seule, à savoir l'*ulcération*, avec des différences d'aspect qui dépendent, les unes, de la disposition et des rapports de la portion de muqueuse sur laquelle elle repose, les autres, de la période à laquelle on l'observe. Sur tous les points où la muqueuse offre peu de densité, peu de résistance et recouvre des parties molles, par exemple aux amygdales, à la face interne des joues et aux lèvres, — j'ai dit pourquoi la muqueuse linguale fait exception, — les bords de l'ulcération sont très-saillants et font paraître la perte de substance beaucoup plus considérable qu'elle ne l'est en réalité; enfin le travail de mortification s'opère rapidement et sur une large surface à la fois, de manière à détruire d'un seul coup toute une lame de muqueuse. Partout, au contraire, où cette membrane est dense, épaisse et adhérente à des parties dures, comme aux gencives et à la voûte palatine, l'ulcération reste superficielle, ses bords forment un relief à peine marqué, et le travail de mortification rencontre une résistance qui a pour effet de substituer à l'élimination en masse, une élimination moléculaire, une véritable exfoliation insensible. Quant aux différences d'aspect qui résultent de l'évolution de la maladie, elles se conçoivent sans peine, et je n'ai pas à y revenir ici.

En résumé, l'ulcération est la lésion constante, et constitue par conséquent le caractère essentiel de la stomatite des soldats.

J'ai trouvé souvent la muqueuse du pharynx extrêmement rouge, surtout dans les cas où les ulcérations avaient pour siége les amygdales ou les piliers du voile, mais je n'y ai jamais constaté la moindre ulcération ; aucun des auteurs qui, avant moi, ont parlé de la stomatite ulcéreuse des soldats, ne paraît en avoir constaté non plus : aussi peut-on, je crois, considérer comme un fait acquis que les ulcérations ne dépassent pas l'isthme pharyngien.

En dehors des altérations de la membrane muqueuse, la seule modification anatomique à signaler est l'engorgement ganglionnaire.

B. — *Engorgement des ganglions sous-maxillaires et cervicaux.*

Cet engorgement a manqué dans cinq cas sur quatre-vingt-quinze. Dans un premier cas que j'ai déjà cité comme le seul exemple d'amygdalite ulcéreuse simple qui ait passé sous mes yeux, l'absence d'adénite tenait peut-être uniquement à une disposition anatomique particulière aux amygdales (1), et dans trois autres cas elle m'a paru s'expli-

(1) M. Sappey, dans son excellent traité d'anatomie descriptive, dit, en parlant de la structure des amygdales : « Des vaisseaux lym- « phatiques existent-ils dans les amygdales ? Jusqu'à présent il m'a

quer tout naturellement par le peu de profondeur et le peu d'étendue des ulcérations pariétales ou gingivales ; mais pour le cinquième cas, je ne saurais invoquer ni l'un ni l'autre de ces motifs, puisqu'il s'agissait d'une gingivite double avec ulcération profonde, datant déjà de trois semaines au moment de l'entrée du malade, et depuis restée rebelle à divers modes de traitement. Il faudrait donc admettre ici une immunité individuelle, et la mettre en regard de cette prédisposition en vertu de laquelle une ulcération superficielle des gencives ou de l'espace intermaxillaire a suffi chez quelques soldats pour provoquer un engorgement ganglionnaire considérable.

Mais ce sont là des faits exceptionnels, et il est incontestable que dans l'immense majorité des cas il y a un rapport très-évident entre l'étendue et la profondeur des ulcérations d'une part, et le degré de tuméfaction des régions sous-maxillaire et cervicale d'autre part. Cette tuméfaction a pour limites extrêmes le simple gonflement d'un ou deux ganglions qui restent isolés et mobiles, et l'engor-

---

« été impossible de constater aucune trace de leur existence, et je « ne connais aucun anatomiste qui soit parvenu à les injecter » (t. III, p. 47). Le fait auquel je fais allusion plus haut me semble tout à fait d'accord avec cette donnée anatomique On peut objecter, il est vrai, que dans la plupart des maladies franchement inflammatoires ou spécifiques des amygdales, l'engorgement ganglionnaire se produit; mais ne pourrait-on pas concilier ces deux ordres de faits, en rappelant que presque toujours dans ces cas la luette, les piliers et le voile du palais (plus riches en vaisseaux lymphatiques) sont atteints en même temps que l'amygdale ?

gement général de la pléiade ganglionnaire avec empâtement du tissu cellulaire ambiant. Cet empâtement, toujours très-dur et très-résistant, ne conserve pas l'empreinte des doigts, s'accompagne constamment d'une coloration plus ou moins rouge de la peau qui le recouvre, et le plus souvent est très-douloureux à la pression. De la région sous-maxillaire qui est son siége le plus ordinaire, tantôt il s'étend à la région cervicale, et tantôt il remonte à la joue, qu'il envahit parfois dans toute sa hauteur. Dans quelques cas de stomatite pariétale étendue et profonde, la tension est assez considérable pour donner à la peau l'aspect luisant qu'on observe dans la gangrène de la bouche. Je n'ai jamais vu cet engorgement du tissu cellulaire se terminer par suppuration.

L'adénite paraît au moment où commence le travail d'ulcération, et augmente à mesure qu'il s'étend; comme lui elle reste stationnaire pendant la période d'état, mais sa résolution est toujours plus lente que le travail de réparation. Quand la maladie passe à l'état chronique, les ganglions diminuent de volume et surtout deviennent moins douloureux, mais ils restent engorgés et se tuméfient de nouveau avec une très-grande rapidité, dès qu'une poussée inflammatoire se produit du côté de la muqueuse buccale. Il est assez probable, d'ailleurs, que toute cause d'irritation étrangère à la stomatite agissant plus ou moins directement sur les ganglions déjà engorgés, doit facilement déterminer des adénites aiguës ou chroniques, et peut-être l'adénite cervicale ou sous-maxillaire n'est-elle aussi fréquente dans notre armée que parce que la stomatite ulcéreuse y est en même temps endémique. Je soumets cette opinion à l'appréciation de nos confrères de l'armée, et en particulier à celle de M. le professeur Larrey, qui s'est occupé spécialement de la question des adénites observées dans les hôpitaux militaires, et qui, dans son mémoire sur ce sujet (1), a bien indiqué parmi les causes les *diverses affections de la bouche*, mais sans insister particulièrement sur la stomatite ulcéreuse: Plusieurs faits d'ailleurs, parmi ceux qui ont été signalés par ce savant confrère, semblent militer en faveur de mon opinion : ainsi les adénites cervicales et sous-maxillaires sont, à ce qu'il paraît, très-rares chez les infirmiers militaires et chez les officiers, qui précisément sont aussi très-rarement atteints de stomatite ulcéreuse. J'ignore, et M. Larrey ignorait à l'époque où il a publié son travail, si les adénites sont fréquentes dans les armées étrangères ; mais s'il était démontré qu'elles sont rares dans les armées où la stomatite ulcéreuse est inconnue, cette circonstance, on le reconnaîtra, deviendrait très-favorable à l'opinion que j'émets (2).

Ici se termine ce que j'avais à dire des modifica-

(1) Mémoires de l'Acad. de méd., t. XVI, p. 373.

(2) J'ai omis d'introduire dans mon questionnaire un paragraphe relatif à la fréquence ou à la rareté des adénites ; c'est une lacune que j'espère pouvoir combler plus tard.

tions anatomiques qui caractérisent la stomatite ulcéreuse des soldats. J'aborde maintenant l'étude des troubles fonctionnels qu'elle détermine.

IV. — *Troubles fonctionnels.*

1° *Salivation. Fétidité de l'haleine.* — La salivation est un symptôme constant dans la stomatite ulcéreuse; je ne l'ai vu manquer que quatre fois, et voici dans quelles circonstances : dans un cas, il s'agissait d'une ulcération limitée au pilier postérieur droit du voile du palais et au bord correspondant de la luette; dans deux autres cas, il s'agissait d'une amygdalite ulcéreuse ; et enfin dans le quatrième, il y avait à la fois ulcération des gencives et des parois; or, dans ce dernier fait, il est évident pour moi que le ptyalisme n'a fait défaut que parce que la stomatite ulcéreuse marchait de pair avec une fièvre typhoïde grave, sous l'influence de laquelle toutes les sécrétions de la muqueuse buccale étaient momentanément suspendues; mais je crois que, dans les trois premiers cas, l'absence de la salivation a tenu tout simplement au peu d'étendue des ulcérations et de la zône inflammatoire qui les entourait. Cependant il serait possible que le siége de ces ulcérations n'eût pas été tout-à-fait sans influence : il m'a paru en effet, — on comprend que sur ce point je n'aie pu recueillir que des renseignements approximatifs — il m'a paru, dis-je, que, toutes choses égales d'ailleurs, la salivation était beaucoup plus abondante dans les cas d'ulcération des gencives, des lèvres et des parois, que dans les cas d'ulcération de la muqueuse de l'arrière-bouche.

La muqueuse du vestibule est-elle pourvue d'un système glandulaire plus riche que celui de la muqueuse du voile du palais, des piliers et des amygdales ? c'est ce que les anatomistes n'ont pas indiqué, que je sache, d'une manière précise. Quant à la présence de l'orifice du conduit de Sténon dans le voisinage ou même dans le champ des ulcérations pariétales, je ne pense pas qu'elle joue ici un rôle bien important; mes recherches, il est vrai, ne m'ont fourni sur ce point que des données incertaines, mais il m'a semblé qu'en définitive, dans les cas très-rares d'ailleurs où l'orifice du conduit parotidien était atteint par le travail d'ulcération, la quantité de salive n'était pas plus considérable que dans ceux où l'ulcération siégeait à distance.

Je n'ai pu apprécier exactement dans tous les cas la quantité de salive rendue dans les vingt-quatre heures, mais j'ai constaté que, dans ce laps de temps, plusieurs malades avaient rempli trois et quatre fois un crachoir dont la contenance est de deux cent cinquante grammes, tandis que d'autres l'avaient à peine rempli une fois; et je crois qu'en général on peut évaluer à quatre cents ou cinq cents grammes la quantité de liquide salivaire rejetée chaque jour pendant la période aiguë de la stomatite ulcéreuse. Lorsqu'en effet la maladie passe à l'état chronique, la salivation suit la marche décroissante des autres symptômes, pour reparaître aussi abondante qu'à la période d'augment dans les cas de recrudescence ; mais elle cesse définitivement aussitôt que commence le travail de réparation.

Le liquide fourni par cette hypersécrétion a toujours été beaucoup plus visqueux que la salive mixte qui, à l'état normal, lubréfie la muqueuse buccale, ce qui indique évidemment qu'il provient plutôt des glandes mucipares que des glandes salivaires proprement dites. La muqueuse linguale a toujours donné une réaction alcaline, et c'est peut-être là, pour le dire en passant, le seul caractère qui soit commun à la stomatite ulcéreuse et à la diphthérie.

—J'ai constaté la fétidité de l'haleine dans *tous les cas* de stomatite ulcéreuse aiguë ou subaiguë. Dans la forme chronique, au contraire, la fétidité peut disparaître complètement, longtemps avant que le travail de cicatrisation soit achevé ; je l'ai vue se reproduire dans un cas de recrudescence. Elle est toujours repoussante, et a certainement de l'analogie avec l'odeur que donnent à l'haleine la plupart des maladies de la muqueuse buccale, mais avec un caractère particulier qui en fait une odeur *sui generis*, plus forte et plus pénétrante que celle du scorbut et de la stomatite mercurielle, et facile à reconnaître lorsqu'on l'a sentie une fois.

Comme la salivation, la fétidité de l'haleine

commence avec le travail d'ulcération, et devient d'autant plus forte que les ulcérations sont plus étendues et plus profondes, et que l'inflammation de la muqueuse environnante est plus prononcée; elle diminue rapidement lorsque les ulcérations se détergent ou qu'elles prennent les allures lentes de la forme chronique. Il y a cependant des cas où je l'ai vue persister pendant tout le travail de réparation, et même après cicatrisation complète : ce sont ceux dans lesquels les gencives, débarrassées des ulcérations de la stomatite, sont restées le siége d'une suppuration qui caractérise une maladie du périoste alvéolo-dentaire très-différente de la stomatite ulcéreuse.

Un fait bon à signaler, parce qu'il a sa valeur au point de vue du pronostic, c'est que les soldats ont parfaitement conscience de l'odeur infecte qu'ils exhalent; ils en parlent tous avec une énergie d'expression qui ne peut laisser aucun doute sur la nature de leurs sensations, et ils paraissent en être impressionnés surtout lorsqu'ils avalent leur salive.

Les miasmes infects qui se dégagent de la sanie purulente ou des détritus de membrane muqueuse sont-ils donc solubles et sapides, ou bien au contraire y a-t-il ici, comme on le voit à l'état physiologique, pour certaines substances aromatiques, confusion entre le sens du goût et celui de l'odorat? Je ne saurais le dire, mais ce qui est certain, c'est que les soldats sont extrêmement incommodés par cette odeur, qui constitue évidemment un des symptômes les plus pénibles de la maladie.

2° *Douleur.* — Je n'ai pas à revenir ici sur la douleur que beaucoup de soldats disent avoir éprouvée, dès le début de la maladie, au niveau de l'isthme pharyngien, j'en ai indiqué précédemment (p. 83) les causes probables et la signification; mais je dois insister sur celle qui accompagne constamment la stomatite ulcéreuse à ses périodes d'augment et d'état, et qui entraîne à sa suite de graves inconvénients pour les malades.

Lorsque la stomatite se localise à la voûte palatine, aux gencives, à l'espace intermaxillaire ou à la partie postérieure de la paroi latérale, la plupart des soldats croient d'abord avoir affaire à une douleur de dents, compliquée ou non de chaleur générale de la bouche; mais avec l'ulcération apparaissent des phénomènes nouveaux et surtout des sensations nouvelles, qui leur font mieux préciser le siège de la douleur. Or cette douleur, toujours extrêmement vive, surtout aux gencives et à la face interne des joues, devient parfois atroce à la plus légère pression; et ce mot n'a rien d'exagéré, car j'ai vu les hommes les moins suspects de pusillanimité se reculer avec effroi à l'approche du doigt : je puis citer entre autres un sergent des voltigeurs de la garde, homme d'une rare énergie, dont je ne pouvais toucher les gencives ulcérées sans que les larmes lui vinssent aux yeux.

L'angine ulcéreuse m'a paru faire seule exception à la règle ; voici du moins ce qui ressort des observations que j'ai sous les yeux. Les malades se sont tous plaints d'avoir éprouvé un grand mal de gorge, surtout dans la déglutition, tout-à-fait au début de la maladie, c'est-à-dire à la période de fluxion et de tuméfaction des amygdales; mais au moment où je les voyais, c'est-à-dire à la période d'état, la douleur s'était singulièrement amendée depuis la veille pour les uns, depuis deux jours pour un autre. Je les voyais en effet avaler sans trop de gêne, et chez plusieurs j'ai pu enlever des lambeaux de muqueuse mortifiée sans provoquer des douleurs aussi vives à beaucoup près que celles qu'avait produites la même opération pratiquée sur une ulcération des parois latérales ; mais dans un cas où les piliers du voile étaient ulcérés en même temps et du même côté que l'amygdale, les mouvements de déglutition étaient restés très-douloureux.

En résumé, ces faits prouvent une fois de plus que les amygdales ne sont pas douées d'une très-grande sensibilité ; et peut-être les douleurs ne sont-elles aussi vives dans l'angine inflammatoire que parce que la muqueuse des piliers participe toujours à la phlegmasie des amygdales.

Le caractère de la douleur varie. Quelques soldats accusent simplement un sentiment de chaleur, d'autres un sentiment de cuisson et même de brûlure ; quelques-uns, — c'est le plus petit nombre,

—ne ressentent qu'une douleur sourde; la plupart, au contraire, se plaignent d'éprouver des douleurs lancinantes.

Une des conséquences les plus fâcheuses de la douleur dans la stomatite ulcéreuse, est une insomnie qui fatigue extrêmement les soldats, mais qu'ils supportent moins impatiemment peut-être que la privation d'aliments à laquelle les condamnent les douleurs que provoquent, la mastication chez les uns, la déglutition chez les autres, et ces deux actes à la fois chez quelques autres. Lorsqu'en effet la maladie est arrivée à la période d'état, il y a une détente générale, un sentiment de mieux être, avec lesquels coïncide le retour d'un appétit toujours très-vif et très-impérieux.

Quand la maladie passe à l'état chronique, la douleur diminue graduellement; mais, différente en cela des deux autres symptômes que j'ai précédemment étudiés, elle persiste, — si faible soit-elle, — tant que la cicatrisation n'est pas complète. J'ai observé un exemple bien frappant de ce fait dans un cas auquel j'ai déjà fait allusion plus d'une fois, et dans lequel la maladie s'est montrée rebelle à l'action du chlorate. Il est inutile de dire que, dans les cas de recrudescence, la douleur reparaît dans toute son acuité.

Voilà donc, en définitive, trois symptômes, la salivation, la fétidité de l'haleine et la douleur, qui marchent toujours de pair dans la période aiguë de la stomatite ulcéreuse, et dont la réunion même ne peut cependant, — je le reconnais, — constituer ici un caractère spécifique, puisqu'on la trouve également dans la stomatite mercurielle et dans la stomatite aphtheuse. Toutefois, je dois dire que je n'ai jamais vu, ni dans l'une ni dans l'autre de ces deux variétés de stomatite, la salivation, la fétidité et la douleur atteindre le même degré de développement que dans la stomatite ulcéreuse ; enfin il est à peine nécessaire de faire remarquer que dans la diphthérie, quand ces trois symptômes ne manquent pas tous à la fois, on les trouve bien rarement réunis, la fétidité de l'haleine, — bien différente d'ailleurs de celle qu'on observe dans la stomatite ulcéreuse, — étant pour ainsi dire le seul des trois que l'on y constate communément.

3° *Température de la muqueuse buccale*—Pendant les six premiers mois de mon séjour à l'hôpital du Roule, j'ai étudié sur la généralité des hommes de mon service les modifications que les maladies déterminent dans la température du corps, et c'est dans le cours de ces recherches que j'ai recueilli les faits relatifs à la stomatite ulcéreuse (1).

---

(1) Je n'ai tenu compte ici que des observations thermométriques que j'ai faites moi-même. En effet, j'ai trouvé dans quelques-unes des notes qui m'ont été remises par des élèves du service, trop tard d'ailleurs pour que je pusse contrôler les faits, j'ai trouvé, dis-je, de tels écarts entre la température de l'aisselle et celle de la bouche, et des chiffres si différents de ceux que j'avais obtenus dans des cas analogues, que je me suis abstenu d'employer ces documents, dont la parfaite exactitude ne m'est pas démontrée.

J'ai suivi le procédé qui, entre les mains de M. Roger, a donné des résultats si remarquables et si complets, et voici ce que j'ai constaté : dans la moitié des cas (dix fois sur vingt), la température de la cavité buccale, — le thermomètre étant toujours placé entre la joue et la gencive du côté malade, — a été plus élevée que celle de l'aisselle; trois fois seulement cette différence a été d'un degré; dans les sept autres faits, elle a varié entre 2 et 8 dixièmes. Déjà, dans un cas de stomatite pseudo-membraneuse ou ulcéro-membraneuse, maladie qui, selon moi, ne diffère pas de la stomatite ulcéreuse des soldats, M. Roger (1) avait trouvé la température de la bouche supérieure de cinq dixièmes à celle du creux axillaire.

Dans la seconde moitié des cas, le thermomètre a donné une température égale pour l'aisselle et pour la cavité buccale.

Or, il résulte des faits consignés dans la première partie du travail de M. Roger (2), qu'à l'état physiologique, chez les enfants et chez les vieillards, la température de la bouche est inférieure à celle de l'aisselle (3), ce qui tient sans doute, ainsi que l'a fait remarquer cet habile et savant observateur,

---

(1) Arch. génér. de méd., 1844, t. LXVI, p. 149.

(2) id. id. 1844, t. LXV, p. 301-302.

(3) M. Béclard (Traité de physiologie, p. 336) donne sur ce point des chiffres qui ne sont pas d'accord avec ceux de M. Roger; mais il omet d'indiquer dans quelles circonstances ont été recueillis les faits d'où il a tiré sa moyenne. On peut donc ici faire des réserves.

au refroidissement du thermomètre par le passage de l'air inspiré.

Du reste, voulant me rendre compte par moi-même et d'une manière précise de la valeur absolue des chiffres que j'avais obtenus dans la stomatite ulcéreuse, j'ai profité de mon séjour à l'hôpital de l'Ourcine pour rechercher, sur une série de femmes jeunes et bien portantes (1), quelle différence existe, à l'état normal, entre la température de la bouche et celle de l'aisselle. M. Siredey, élève interne du service, dont je me plais à reconnaître ici le zèle éclairé, a bien voulu me seconder dans ces recherches, qui ont donné les résultats suivants : Chez 29 femmes de 16 à 30 ans, observées toutes de 2 à 4 heures, pendant le mois d'octobre (1856), dans une salle dont la température a varié entre 10 et 14 degrés, deux thermomètres ont été placés simultanément, l'un dans la cavité buccale, l'autre dans le creux axillaire. Or, vingt-six fois la température de la bouche a été inférieure à celle de l'aisselle d'un degré en moyenne, la différence en faveur de cette dernière région ayant varié entre 5 dixièmes et 1 degré 5 dixièmes. Deux fois seulement la température de la muqueuse buccale a été égale à celle

(1) Il eût été sans doute beaucoup plus naturel de faire cette étude comparative sur des soldats bien portants; mais lorsque j'ai commencé à mettre en œuvre les matériaux que j'avais recueillis au Roule, j'avais depuis deux mois quitté cet hôpital. Toutefois, je crois qu'en choisissant pour sujet de mes recherches comparatives des femmes à peu près du même âge que les soldats, je me suis placé dans des conditions aussi satisfaisantes que possible.

de l'aisselle; or, chez l'une des deux femmes, il y avait une gingivite simple survenue à la suite de l'avulsion d'une dent, et chez l'autre il y avait des plaques muqueuses de la langue (1) et une vive rougeur de l'isthme. Enfin, dans un seul cas, le thermomètre s'est élevé plus haut dans la bouche que sous l'aisselle, mais la femme avait une angine tonsillaire simple avec herpès labialis.

L'ensemble de ces faits démontre donc, d'une part, qu'à l'état physiologique la température de la cavité buccale est inférieure à celle du creux axillaire, et, d'autre part, que plusieurs états inflammatoires ou simplement fluxionnaires de la muqueuse buccale ont pour effet de faire monter le thermomètre au niveau et même au-dessus de la température de l'aisselle; ces deux derniers résultats ont été bien évidents dans la stomatite ulcéreuse des soldats, et j'aurai plus tard l'occasion d'en apprécier la valeur.

Le chiffre le plus élevé que j'aie constaté dans la cavité buccale a été + 39 degrés; dans deux cas la température de l'aisselle s'est élevée au même point, tandis que dans deux autres elle était restée à 38 et 38,2. Le chiffre le plus bas a été 37,5, c'est-à-dire un chiffre supérieur à la température moyenne du creux axillaire; mais il est bon d'ajouter cepen-

(1) Les plaques muqueuses n'avaient pas été constatées à l'examen général de cette malade, et c'est l'élévation insolite du thermomètre qui fit examiner de plus près la cavité buccale et reconnaître l'altération secondaire de la muqueuse.

dant que dans le fait dont il s'agit la température de l'aisselle était également de 37,5.

C'est entre ces deux chiffres extrêmes (37,5 et 39) qu'a oscillé la température de la bouche, soit que la température de l'aisselle se maintînt dans les conditions normales, soit qu'elle s'élevât en subissant des variations qui, je dois le dire, n'ont pas toujours été en rapport avec celles du pouls. J'ai vu, en effet, le thermomètre atteindre + 39 degrés dans la bouche et dans l'aisselle, le pouls restant à 72, et ne pas dépasser, au contraire, 38 degrés dans le premier point et 38,5 dans le second, chez un soldat dont le pouls donnait 116 pulsations.

Mais ce sont là des faits exceptionnels, car il ressort nettement des autres observations que j'ai sous les yeux, que l'élévation de température dans la bouche et dans l'aisselle est généralement proportionnée à l'étendue des altérations de la muqueuse, et surtout à l'intensité de la réaction fébrile.

Je termine ici l'étude des symptômes proprement dits de la stomatite ulcéreuse des soldats, et j'aborde l'examen de phénomènes généraux et de troubles fonctionnels qui l'accompagnent parfois, mais sans présenter d'ailleurs rien de spécial.

4° *Circulation. État des forces.* — J'ai dit, en décrivant la période prodromique, que dans quelques cas elle était marquée par un mouvement fébrile plus ou moins prononcé, qui, cessant, en général, au moment où l'ulcération se produit, reparaissait plus tard, lorsque l'inflammation de la muqueuse avait atteint son maximum d'acuité : or, je n'ai guère pu constater que les dernières traces de la fièvre prodromique dans quelques-uns des cas très-rares où les soldats étaient venus à l'hôpital dès le début de la stomatite, mais j'ai eu plus souvent l'occasion d'observer la réaction fébrile dans la période aiguë, et je dois dire que si, dans l'immense majorité des cas, elle a été assez faible pour que le pouls ait varié entre 70 et 80 pulsations, parfois cependant elle est devenue très-vive, mais sans que le pouls ait en général dépassé 100 ; une seule fois j'ai trouvé 116 pulsations, mais on voit que ce chiffre a été tout à fait exceptionnel.

Les observations thermométriques que j'ai données plus haut me dispensent de revenir ici sur les différences de température que peut présenter l'aisselle dans le cours de la stomatite ulcéreuse; je me bornerai à dire que dans le tiers des cas (sept) où ces recherches ont été faites, le thermomètre, pendant la période aiguë, n'a pas dépassé 37,5 degrés, et que jamais il ne s'est élevé au-dessus de 39.

Lorsqu'elles étaient exemptes de toute espèce de complication, les stomatites ulcéreuses les plus étendues n'ont jamais donné lieu à aucun trouble fonctionnel des *centres nerveux* autre qu'une céphalalgie, tantôt générale, et tantôt localisée à la région susorbitaire, mais elles ont toujours exercé la plus fâcheuse influence sur l'état des forces. C'est une chose bien remarquable, en effet, que l'état de prostration dans lequel restent plongés quelques malades pendant toute la durée de la période inflammatoire : leur abattement est tel, leur physionomie porte l'empreinte d'un découragement si profond, qu'au premier abord on les croirait sous le coup d'une maladie grave ; je citerai en particulier un soldat du 41e régiment de ligne, que j'ai considéré un moment comme étant au début d'une fièvre typhoïde, et qui n'avait autre chose cependant qu'une stomatite ulcéreuse.

Lorsque je le vis pour la première fois (4 septembre 1855), il était dans le décubitus dorsal, son regard était fixe, étonné ; la peau était chaude, le pouls à 92 ; il se plaignait d'éprouver un malaise depuis une quinzaine de jours, et, depuis huit jours seulement, une violente céphalalgie frontale, en même temps que des douleurs dans le côté droit de la bouche ; il accusait un sentiment de faiblesse extrême, la langue était recouverte d'un enduit épais à la base et présentait un piqueté rouge à la pointe ; la salivation était peu abondante, mais l'haleine très-fétide ; il y avait anorexie complète et quelques nausées : aussi, bien que j'eusse constaté l'existence d'ulcérations caractéristiques à la gencive, à l'espace intermaxillaire droit et à la paroi latérale correspondante, et que j'eusse observé déjà plusieurs cas analogues, bien qu'enfin les signes caractéristiques de la fièvre typhoïde fissent défaut, exprimai-je la crainte que, derrière cette stomatite, il n'y eût véritablement cette fois une maladie plus grave, encore mal dessinée, tant me paraissait grande la disproportion entre la nature et l'étendue des lésions que je constatais, et l'état dans lequel je trouvais le malade. Je prescrivis un émétocathartique pour la matinée et une potion avec le chlorate de potasse pour l'après-midi. Dès le lendemain une modification radicale s'était opérée aussi bien dans l'état général que dans l'état local; le 7 au matin, tous les phénomènes généraux avaient disparu, il ne restait de la stomatite qu'une ulcération linéaire de la gencive, le malade demandait sa sortie; le 10 il quitta l'hôpital complètement guéri.

Il est bien certain que les cas dans lesquels j'ai observé un aussi grand abattement, sont les plus rares; mais ce qui ne l'est pas moins, c'est que dans tous les cas de stomatite aiguë un peu étendue, j'ai constaté une prostration des forces peu en rapport avec la gravité des altérations locales, et telle qu'on l'observe d'ordinaire dans les maladies de nature septique.

Cet état d'affaissement est-il dû à l'action directe du miasme toxique qui engendre la maladie, ou bien est-il seulement une conséquence de la douleur, de la diète prolongée, de la salivation et aussi de l'absorption d'une partie des matières sanieuses? C'est là une question sur laquelle je ne saurais me prononcer d'une manière absolue; mais je ferai remarquer que si ces deux ordres de causes n'agissent pas simultanément, il y a plus de probabilités en faveur du second, par la raison que la prostration ne se montre guère que pendant la période inflammatoire, c'est-à-dire au moment où la douleur est le plus vive, la salivation et la sécrétion purulente le plus abondantes, et la diète le plus rigoureuse.

Quant à l'expression du visage, elle est très-variable. J'ai trouvé chez quelques soldats une véritable hébétude; chez d'autres, la physionomie exprimait un sentiment de tristesse et de découragement; mais chez le plus grand nombre elle n'était que chagrine, plutôt sans doute par suite de la continuité que par suite de l'acuité de la douleur.

5° *Voies digestives.* — Les fonctions digestives, ainsi que j'ai eu l'occasion de l'indiquer dans plusieurs endroits de ce travail, subissent des troubles qui varient avec les différentes phases de la maladie. A la période prodromique correspond presque toujours une anorexie plus ou moins prononcée, avec goût amer ou pâteux et état saburral de la langue; puis l'appétit semble un instant se réveiller, mais il disparaît pendant la période inflammatoire et fait place à un sentiment de répugnance pour les aliments. Cette répulsion est due en grande partie à ce que la salive, ou plutôt les matières putrides qu'elle tient en suspension, communiquent aux aliments leur repoussante fétidité. Dès que les phénomènes inflammatoires ont perdu de leur intensité, l'appétit devient rapidement très-vif et se maintient ainsi jusqu'à la guérison.

La soif est en général modérée, mais elle devient très-vive au contraire dans les cas qui s'accompagnent d'une réaction fébrile bien prononcée.

La langue, qui baigne constamment dans un mélange de salive et de mucus purulent, m'a paru un peu plus volumineuse qu'à l'état normal; on trouve souvent ses bords dentelés par la pression des arcades dentaires, et cette tuméfaction est peut-être due autant à l'imbibition de la muqueuse qu'à sa congestion. Il est rare, en effet, qu'elle ait une coloration rouge, si ce n'est à la pointe cependant, où l'on trouve souvent des papilles saillantes et injectées; le plus ordinairement elle est blanche et chargée à la base d'un enduit limoneux.

Quelques malades ont accusé des nausées pendant la période prodromique; mais c'est surtout à l'époque où la sanie purulente est le plus abondante, qu'ils se plaignent d'éprouver ces nausées attribuées par eux, avec raison je crois, à la fétidité des liquides dont leur bouche est remplie et dont ils avalent nécessairement une certaine quantité. Je n'ai vu que deux fois ces nausées suivies de vomissements.

Ainsi que quelques-uns des auteurs qui, avant moi, se sont occupés de la stomatite ulcéreuse des soldats, j'ai vu la diarrhée survenir assez fréquemment dans le cours de la maladie; mais comme à la même époque le choléra régnait dans mes salles, je suis plus disposé à voir dans cette diarrhée un effet de la constitution médicale du moment, qu'à la considérer, avec MM. Payen et Cafford par exemple, comme un résultat de l'action irritante des matières sanieuses de la bouche, dont une partie est effectivement introduite dans l'intestin. Il est juste d'ajouter cependant que ces diarrhées ont été pour la plupart sans gravité, et qu'enfin parmi les soldats affectés de stomatite, trois seulement ont été atteints, l'un de choléra, les deux autres de cholérine grave.

6° *Examen des urines.* — Pendant la dernière période de l'épidémie cholérique, j'ai examiné chaque matin les urines de la plupart des malades du service, dans le but de rechercher quelle part devait revenir à la maladie et quelle part à la constitution médicale, dans la production de la couleur bleue dont M. le docteur Gubler avait récemment annoncé l'apparition dans les urines des cholériques, traitées par un volume égal d'acide azotique ou d'acide hydrochlorique.

C'est ainsi que j'ai été conduit à examiner les urines de *vingt-trois* soldats atteints de stomatite ulcéreuse, et voici quels ont été les résultats de cet examen : Dans treize cas, l'addition de l'acide azotique a donné à l'urine une belle couleur rouge, que je ne puis comparer qu'à celle du mâcon vieux; dans quatre cas, je n'ai obtenu qu'une nuance rosée;

mais dans cette dernière série de faits j'avais eu affaire à des urines pâles, tandis que dans la première j'avais eu affaire à des urines ambrées ; or, on sait qu'en général la coloration rouge produite par l'acide azotique, — coloration qui d'ailleurs se retrouve dans plusieurs états morbides très-différents les uns des autres, et même dans l'état de santé, — est d'autant plus prononcée que les urines sont elles-mêmes plus foncées. Dans deux cas cependant, les urines, d'une nuance citrine très-franche, n'ont subi aucun changement de couleur par l'addition de l'acide azotique.

Enfin, dans un cas où les urines étaient légèrement ambrées, j'ai obtenu une teinte violacée, lie-de-vin, analogue à celle qu'on produit quelquefois dans les urines des cholériques à l'aide de l'acide azotique, sans que l'intestin cependant fût le siège d'aucun phénomène morbide. Mais je n'insiste pas davantage sur ces réactions, dont la cause et la signification générale ne sont pas encore bien connues, et dont il m'a été impossible de déterminer la valeur dans la stomatite ulcéreuse ; seulement, pour compléter ce qui est relatif à l'examen des urines, je dirai que chez deux des trois soldats que l'épidémie cholérique a atteints dans le cours de la stomatite ulcéreuse, l'acide azotique a donné aux urines une admirable couleur bleue (1).

(1) Les urines du premier malade, atteint successivement de stomatite ulcéreuse et de cholérine, n'ont pas été examinées.

Je n'ai trouvé qu'une seule fois de l'albumine; mais comme il s'agissait dans ce cas d'un homme entré à l'hôpital au plus fort d'une épidémie de scarlatine, avec une fièvre ardente et un gonflement considérable des amygdales, j'ai cru devoir rapporter la présence de l'albumine dans les urines de ce soldat, à une scarlatine sans éruption plutôt qu'à la stomatite ulcéreuse pariétale dont il était atteint en même temps.

Les urines ont constamment rougi le papier de tournesol.

Je n'ai jamais observé aucun trouble fonctionnel du côté des *voies respiratoires*. Quant à l'*état de la peau*, il n'a rien présenté de particulier; mais en passant je signalerai ce fait, — sur lequel j'aurai occasion de revenir plus tard, — à savoir qu'aucun des hommes chez lesquels j'ai observé la stomatite ulcéreuse n'a présenté simultanément la moindre trace d'une éruption quelconque.

CHAPITRE IV.

COMPLICATIONS; MALADIES COINCIDENTES. — MARCHE, DURÉE. — TERMINAISON.

1° Complications; maladies coïncidentes.

Une maladie étant donnée, on ne doit, ce me semble, considérer comme constituant vis-à-vis d'elle une véritable complication, qu'un état morbide distinct qui, ayant précédé ou suivi son apparition, exerce sur sa marche une influence fâcheuse, soit en aggravant ses symptômes, soit en prolongeant sa durée. Or, les seules maladies qu'à ce dernier titre je puisse regarder comme ayant joué à l'égard de la stomatite ulcéreuse le rôle de complication, sont d'une part la carie des dents et la pyorrhée alvéolo-dentaire, et d'autre part la dyssenterie, la fièvre typhoïde, et le choléra (1).

J'ai encore vu la stomatite ulcéreuse marcher de pair avec le scorbut, le purpura simplex, la varioloïde et l'ictère; mais comme l'évolution de chacune de ces maladies s'est faite parallèlement à celle de la stomatite sans la modifier en rien, je ne

(1) Aucune de ces maladies, si graves par elles-mêmes pour la plupart, n'a pu altérer le caractère de simplicité et de bénignité de la stomatite ulcéreuse : aussi peut-on dire qu'elles ne constituent pas, à proprement parler, des complications dans le sens classique du mot; mais en définitive leur action sur la stomatite, bien qu'elle se soit réduite à en prolonger la durée, a été trop évidente pour que je pusse les confondre avec les maladies simplement coïncidentes.

puis voir en elles que des *maladies coïncidentes*, sans intérêt pour l'histoire de l'affection qui fait le sujet de ce travail, et par conséquent je mé borne à les indiquer ici, pour revenir à l'étude des complications.

Dans trois cas de gingivite ulcéreuse rebelle, je n'ai pu véritablement attribuer la persistance de l'ulcération qu'à la présence de dents cariées à surface très-irrégulière. En effet, tandis que tout le reste des parties atteintes s'était rapidement cicatrisé, l'ulcération, au pourtour de la dent malade, et seulement dans ce point, s'était maintenue dans un *statu quo* que l'avulsion de la dent a fait cesser immédiatement dans deux cas : dans l'espace de quarante-huit heures, tout était cicatrisé. Dans un troisième cas, le malade est sorti ayant encore une ulcération linéaire de la gencive au niveau de la dent cariée; je ne l'ai pas revu.

Quant à l'influence de la pyorrhée alvéolo-dentaire, ou plutôt de l'inflammation chronique des gencives qui lui donne naissance, sur la durée de la stomatite ulcéreuse, elle ressort moins nettement des faits que celle de la carie dentaire ; et cependant je ne crois pas qu'on pût rapporter à aucune autre cause qu'à cette inflammation chronique la résistance exceptionnelle que, dans quelques cas, la gingivite ulcéreuse a opposée à l'action du chlorate de potasse, alors que chez le même malade des ulcérations pariétales, palatines ou tonsillaires s'étaient cicatrisées dans un laps de temps très-court.

Du reste, un fait bien certain pour moi, c'est que chez les soldats la gingivite ulcéreuse se guérit en général plus lentement que la stomatite pariétale ou tonsillaire, et peut-être cela tient-il précisément à ce que la pyorrhée alvéolo-dentaire est très-commune dans l'armée.

La dyssenterie, la fièvre typhoïde et le choléra ont eu pour effet commun tantôt d'arrêter, tantôt d'amoindrir immédiatement les sécrétions salivaire et purulente de la stomatite ulcéreuse : cela est facile à concevoir; mais ce qui l'est moins peut-être, c'est que pendant toute la durée de ces maladies intercurrentes, les ulcérations n'aient changé de dimension ni en surface ni en profondeur. Elles étaient blafardes ou grises, et ne laissaient suinter qu'un peu de sérosité louche ou roussâtre ; mais dès que les malades sont entrés dans la période de convalescence, la salivation, la sanie purulente ont reparu, et le travail d'ulcération, comme assoupi momentanément, eût peut-être repris ses allures ordinaires, si le chlorate de potasse n'en avait fait promptement justice. Dans deux cas de choléra, la fétidité de l'haleine a complètement disparu, et les malades n'ont accusé aucune douleur même à la pression ; dans le cas de dyssenterie et dans celui de fièvre typhoïde, la douleur est restée très-vive et l'haleine a conservé une fétidité repoussante.

Le seul cas dans lequel j'ai persisté à donner le chlorate après l'invasion de la maladie incidente, est celui où il s'agissait d'une fièvre typhoïde ; or, ce sel est resté impuissant tant que l'organisme a été aux prises avec le miasme typhique, mais plus tard son efficacité a été aussi complète et aussi rapide que d'ordinaire.

2° Marche, Durée.

Le tableau d'ensemble que j'ai tracé avant d'aborder l'étude analytique des symptômes, et les détails dans lesquels je suis entré sur la marche de chacun d'eux en particulier, me dispensent de revenir ici sur la succession des différentes phases de la maladie envisagée d'une manière générale ; mais il me reste à indiquer quelques particularités que la description qui précède n'a peut-être pas suffisamment mises en relief, et qui méritent cependant d'être signalées : ainsi, par exemple, la tendance remarquable de la stomatite ulcéreuse à la chronicité. En effet, après avoir atteint assez rapidement, et avec tout l'appareil des maladies aiguës, son maximum d'intensité, elle reste stationnaire, et alors, si on l'abandonne à elle-même, parfois même en dépit des traitements les plus rationnels, elle suit la marche lente des affections chroniques, et peut en cet état persister trois et quatre mois. Seulement il est rare, et cela constitue encore une des particularités de la maladie, il est rare que pendant la durée de cet état chronique on ne la voie pas, au moins une fois, reprendre tout-à-coup, et le plus souvent sans cause appréciable, les allures de la forme aiguë. Il y aurait donc, sous ce double rapport, quelque analogie entre la stomatite ulcéreuse et certaines maladies de peau, qui au début offrent aussi les caractères propres aux maladies aiguës, et qui plus tard affectent constamment la forme chronique en présentant à plusieurs reprises des recrudescences. Mais un caractère qui manque dans les dartres, et qui au contraire est constant dans la stomatite ulcéreuse, c'est la tendance à se circonscrire dans des limites étroites autour du point où se sont montrées les premières altérations locales, comme si le principe morbide qui engendre la stomatite, bien différent en cela de la plupart des virus, s'épuisait à produire la lésion et à retarder le travail de réparation, sans pouvoir porter plus loin son action, mais en conservant toutefois ses propriétés contagieuses.

Quant à la durée de la maladie, il est assez difficile de la préciser d'une manière rigoureuse, parce qu'elle varie suivant que les ulcérations ont pour siège les gencives, les parois latérales ou les amygdales, et encore suivant qu'on les abandonne à elles-mêmes ou qu'on leur oppose tel ou tel mode de traitement. Les auteurs qui se sont occupés avant moi de la stomatite ulcéreuse des soldats ont gardé le silence ou ont été peu explicites sur cette question; mais je dois avouer qu'à mon tour, malgré le nombre considérable de faits que j'ai recueillis, je ne suis pas en mesure de fournir sur ce point des données plus précises; cependant, telles qu'elles sont, ces données suffiront, je crois, pour mettre hors de doute, d'une part la longue durée de la stomatite ulcéreuse abandonnée à elle-même, et d'autre part l'efficacité absolue du mode de traitement dont j'ai cherché à propager l'emploi, en même temps que sa supériorité sur les autres médications usitées en pareil cas.

MM. Payen et Gourdon ont vu des stomatites ulcéreuses durer trois mois; le docteur Cafford se borne à dire que la stomatite des soldats est une maladie très-longue à guérir; M. le docteur Brée parle d'un soldat qui était atteint de stomatite depuis plus de trois mois, et faisant partie d'une série de sept malades dont les gencives étaient ulcérées depuis quarante-huit jours, en moyenne, lorsqu'ils sont entrés en traitement. Le docteur Léonard, sans parler de la durée antérieure de la maladie, dit avoir vu des stomatites résister plus d'un mois à l'emploi des topiques. Enfin M. le docteur Louis Bergeron « croit pouvoir conclure (des faits qu'il a observés) que le plus souvent le cours entier de la maladie a été de quinze jours à un mois et quelquefois deux (1). » Quant à moi, j'ai eu dans mes

(1) L'incertitude n'est pas moindre sur la durée de la stomatite ulcéreuse des enfants.

« La durée de la stomatite couenneuse (ulcéro-membraneuse ulcéreuse) est extrêmement variable: lorsqu'elle n'est pas traitée d'une manière convenable, elle peut durer de un à plusieurs mois. » — *Guersant* et *Blache*, Dict. en 30 vol., t. XXVIII, p. 582.

«... C'est à cet état (ulcération), dans lequel la nature est impuissante à amener la guérison par elle-même, que la maladie offre une

salles un malade dont la stomatite remontait à trois mois; chez quatre autres elle remontait à deux mois; un soldat est entré dans le service se disant atteint depuis cinquante jours; chez quinze malades la durée antérieure de la stomatite, au moment de leur arrivée au Roule, avait été déjà de trente à quarante jours, et chez vingt autres de quinze à trente jours (1); quatre soldats étaient atteints depuis dix jours; chez tous les autres (trente et un) (2) la maladie était de date plus récente.

Ces faits ne prouvent-ils pas de la manière la plus évidente que la stomatite ulcéreuse des soldats est en général une maladie de longue durée? Mais ne témoignent-ils pas en même temps, sinon de l'impuissance, au moins de la lenteur d'action des différentes médications qui lui avaient été opposées, puisque dans tous les cas (un seul excepté) où le début de la maladie remontait à plus de quinze jours, un traitement avait été institué? Quant

---

marche encore lente: elle est souvent stationnaire pendant plusieurs semaines, pendant plusieurs mois. » — *Barrier*, Traité pratique des maladies de l'enfance, t. I, p. 641.

« Lorsque la maladie est aiguë, la durée varie de 1 à 2 ou même 3 septenaires... Lorsqu'elle est chronique, tous les symptômes persistent et restent stationnaires pendant un ou deux mois. » — *Hardy* et *Béhier*, t. II, p. 151.

(1) A moins d'admettre, contre toute vraisemblance, que dans ces quarante et un cas les divers traitements mis en usage ont eu pour effet constant de prolonger la durée de la stomatite, on peut, par ces chiffres, avoir une idée de la marche lente qu'affecte en général cette maladie lorsqu'elle est abandonnée à elle-même.

(2) Dans dix-neuf observations, la durée antérieure n'a pas été notée.

à dégager maintenant de l'ensemble de ces faits un chiffre qui représente la durée moyenne de la stomatite ulcéreuse abandonnée à elle-même, cela me paraît complètement impossible.

Parmi les circonstances qui peuvent influer sur la durée de la maladie, j'ai cité le siège des lésions de la muqueuse buccale: il ressort en effet de mes observations, que les ulcérations qui, en général, cèdent le moins vite à l'action du chlorate de potasse, sont celles des gencives, et particulièrement celles qui se développent autour des dernières molaires. Cependant je dois dire que le cas qui, de tous, s'est montré le plus rebelle à l'action du chlorate est précisément un cas de stomatite pariétale; mais c'est là, en définitive, un fait tout exceptionnel et qui ne change rien à la règle générale admise par moi, et déjà posée par d'autres observateurs, à savoir que la durée de la gingivite ulcéreuse est plus longue que celle de la stomatite pariétale. L'analyse des cas dans lesquels la maladie existait depuis longtemps, lorsque le chlorate a été administré, confirme encore cette règle; toutefois, je dois reconnaître que dans cette série de stomatites chroniques et rebelles, le nombre des ulcérations gingivales ne dépasse pas de beaucoup celui des ulcérations pariétales.

De toutes les ulcérations, celles qui, au contraire, ont cédé le plus rapidement, sont, j'ai déjà eu l'occasion de le dire, les ulcérations amygdaliennes; mais peut-être cette guérison rapide est-elle uniquement due à ce que, dans tous les cas d'angine ulcéreuse, la maladie était de date récente.

3° Terminaison.

J'ai à peine besoin de le dire, parce que cela ressort nettement de la description qui précède, la terminaison constante de la stomatite ulcéreuse est la guérison, guérison plus ou moins rapide, suivant la médication employée, mais guérison assurée dans tous les cas, parce qu'elle peut toujours avoir lieu spontanément et sans l'intervention d'aucun traitement, dans un laps de temps plus ou moins long, Que, sous l'influence d'une constitution médicale particulière, la stomatite ulcéreuse se complique de diphthérie, ou que, par suite d'une détérioration profonde de l'organisme due à quelque maladie concomitante, elle se transforme en une véritable stomatite gangréneuse, et la mort pourra survenir sans doute, mais uniquement par le fait de ces redoutables complications, et non par le fait de la stomatite ulcéreuse elle-même (1).

La stomatite peut laisser après elle des traces de son passage ; mais, à l'exception de l'engorgement ganglionnaire qui constitue pendant un temps plus

(1) Je suis disposé à croire que cette complication de diphthérie est survenue chez quelques-uns des soldats de la légion de la Vendée observés par M. Bretonneau.

ou moins long, une prédisposition aux adénites sous-maxillaires ou cervicales, elles sont en général de si peu d'importance, qu'elles méritent à peine d'être mentionnées. Tantôt, en effet, c'est une induration mamelonnée de la muqueuse buccale, qui peu à peu disparaît complètement; tantôt c'est une cicatrice qui ne gêne en aucune manière les mouvements des parois latérales de la cavité buccale. On a bien accusé la gingivite ulcéreuse de détruire quelquefois le tissu gingival, et de laisser ainsi les dents déchaussées; mais cela doit être un cas fort rare, car je n'en ai vu, pour ma part, qu'un seul exemple, et je suis convaincu d'ailleurs que la gingivite ne pourrait plus avoir cette fâcheuse conséquence si l'emploi du chlorate de potasse se généralisait assez dans les régiments pour que dès le début on fût en mesure d'enrayer le travail d'ulcération. Je reviendrai du reste sur ce point, à propos du traitement.

CHAPITRE V.

Nosologie. — Diagnostic différentiel. — Pronostic.

Je l'ai dit au commencement de ce travail : selon moi, la stomatite ulcéreuse des soldats ne diffère pas de la stomatite des enfants qui a été décrite sous les noms très-divers de stomatite gangréneuse, stomatite couenneuse ou diphthéritique, stomatite ulcéreuse, et stomatite ulcéro-membraneuse. Le moment est venu de justifier mon dire. Mais avant, pour éviter toute équivoque, et pour prouver que je ne fais pas le chaos à plaisir afin de me donner ensuite le facile mérite de le débrouiller, je tiens à établir que c'est bien une seule et même maladie de l'enfance que MM. Taupin, Guersant et Blache, Barrier, Rillet et Barthez ont voulu décrire sous ces différentes dénominations, qui témoignent d'ailleurs d'une grande diversité d'opinions entre ces auteurs sur la nature de la maladie.

MM. Guersant et Blache, à l'article *Stomatite* du *Dictionnaire de Médecine*, rapportent les différentes espèces d'inflammation de la bouche aux cinq divisions suivantes : 1° stomatite simple ou érythémateuse; 2° stomatite aphtheuse ou vésiculeuse; 3° stomatite crêmeuse ou pultacée ; 4° stomatite couenneuse, ou pseudo-membraneuse, ou diphthéritique; 5° stomatite gangréneuse. Ils ne parlent pas de la stomatite ulcéreuse. M. Barrier, au contraire, admet à la fois dans ses divisions une stomatite pseudo-membraneuse et une stomatite ulcéreuse ; mais, en réalité, la première n'existe pas pour lui, puisqu'il se borne à la nommer sans la décrire (1), tandis qu'il donne de la stomatite ulcéreuse une description très-complète, et qui, d'ailleurs, ressemble de tous points à celle qu'ont donnée de la stomatite couenneuse ou diphthéritique MM. Guersant et Blache.

De leur côté, MM. Rillet et Barthez ne reconnaissent que trois espèces de phlegmasies de la muqueuse buccale : 1° la stomatite ulcéro-membraneuse ; 2° le muguet ; 3° les aphthes. Quant à la stomatite diphthéritique, ils disent positivement ne l'avoir jamais vue (2); mais le tableau qu'ils tracent de la stomatite ulcéro-membraneuse reproduit exactement les principaux traits de la stomatite couenneuse de MM. Guersant et Blache, aussi bien que ceux de la stomatite ulcéreuse de M. Barrier.

Enfin, la meilleure preuve que la maladie décrite par M. Taupin sous le nom de stomatite gangréneuse n'est autre chose que la stomatite ulcéreuse de M. Barrier, la stomatite couenneuse de MM. Guersant et Blache, et la stomatite ulcéro-membraneuse de MM. Rillet et Barthez, c'est qu'il n'est aucun de ces auteurs qui, pour sa propre des-

(1) Barrier, Traité pratique des maladies de l'enfance, t. I, p. 626, 634 et suiv., et p. 656.

(2) Traité clinique et pratique des maladies de l'enfance, t. I, p. 202 ; 2e édition.

cription, n'ait fait quelques emprunts au travail si exact et si complet de M. Taupin.

Maintenant, il ne sera pas inutile de rappeler que MM. Guersant et Blache, en rattachant aux affections diphthéritiques la maladie en question, n'ont fait que suivre les errements de M. Bretonneau, qui le premier l'a considérée comme une diphthérite buccale, bien que dans son premier mémoire il lui ait conservé le nom de *gangrène scorbutique*.

Voilà donc un premier point bien établi : les cinq dénominations que je viens de citer, quoiqu'elles soient à la fois très-dissemblables et très-significatives, ne s'appliquent cependant qu'à un seul groupe de phénomènes morbides, à une seule espèce pathologique, dont il s'agit actuellement de démontrer que la stomatite ulcéreuse des soldats ne diffère par aucun trait essentiel.

Je prendrai pour point de comparaison la stomatite épidémique de la légion de Vendée, non pas parce que la description qu'en a donnée M. Bretonneau est la première en date parmi celles que j'ai citées, mais parce que cette description a marqué le début d'une phase nouvelle dans l'histoire des inflammations spécifiques de la muqueuse bucco-pharyngienne; parce que, de plus, elle est le type d'après lequel les contemporains et les élèves de M. Bretonneau ont décrit depuis une stomatite de l'enfance identique à celle des soldats de la légion de Vendée, et enfin parce que le milieu dans lequel se sont produits les faits observés par l'illustre médecin de Tours, établit déjà une analogie entre ces faits et ceux que j'ai observés moi-même.

Or, voici ce que dit M. Bretonneau (1), en parlant de la gangrène scorbutique des soldats de la légion de Vendée :

« .....8. Ordinairement, elle se présente sous « l'apparence d'une *ulcération grisâtre*, qui occupe « le bord onduleux des gencives ; le tartre est dé- « posé en plus grande quantité que dans l'état sain « à la surface des dents, ou plutôt elles sont en- « duites d'une boue grise, brune, couleur de rouille. « Leur sertissure est plus particulièrement le siége « du mal, de sorte que l'adhérence de la gencive au « collet de la dent se détruisant peu à peu, il en « résulte enfin un ébranlement irremédiable, qui « est une des conséquences ordinaires et fâcheuses « de la gangrène scorbutique.

« 9. Les parties malades laissent transsuder le « sang avec une telle facilité, qu'il suffit d'entr'ouvrir « doucement les lèvres pour le voir sourdre en gout- « telettes de toutes les *surfaces ulcéreuses*.

« 10. Quand l'affection se communique des gen- « cives à la membrane muqueuse qui tapisse les « lèvres et les joues, une tache blanche naît au point « de contact ; bientôt elle s'agrandit, devient grise, « livide, noirâtre ; alors les bords de cet *ulcère sor- « dide* sont gonflés, d'un rouge livide ; des lambeaux

(1) Traité de la diphthérite ; édit. de 1828, p. 14 et suiv.

« épais se détachent de sa surface et sont remplacés « par de nouvelles couches. Une sérosité sanieuse « coule de la bouche en abondance, et ce flux qui « continue pendant le sommeil imbibe et tache le « linge des malades. Le tissu cellulaire environ- « nant et les ganglions lymphatiques circonvoisins « se tuméfient; l'haleine devient d'une puanteur « insupportable, et le mal prend alors la plus « grande ressemblance avec la gangrène vraie de « la bouche, maladie *plus dangereuse* et de nature « entièrement différente..... Arrivé à ce degré, le « mal peut être guéri sans laisser de cicatrice et « sans qu'il en subsiste la moindre trace.

« 12. La maladie qui vient d'être décrite s'était « montrée parmi les soldats de la légion de Vendée, « lorsqu'ils étaient encore en garnison à Bourbon- « Vendée. Quand ils arrivèrent à Tours, au com- « mencement de 1818, un grand nombre en fut « atteint. Cette dégoûtante affection pullula surtout « dans la caserne de l'Ouest, précédemment occu- « pée par un autre régiment qui n'en avait offert « aucun exemple. »

Et plus loin :

« 17. Cette maladie est très-certainement la *sto-* « *macace* des anciens, la *fegarite* des Espagnols, « dénominations qui, avec une étymologie d'ori- « gine différente, n'ont qu'un même sens, puis- « qu'elles signifient l'une et l'autre *ulcération in-* « *fecte de la bouche.* »

En quoi cette maladie diffère-t-elle de celle que

j'ai observée et dont j'ai tracé l'histoire? En vérité, je ne le sais point reconnaître. Eh bien! qu'on analyse le mémoire de M. Taupin, l'article de MM. Guersant et Blache, le travail de M. Barrier ou celui de MM. Rillet et Barthez, et dans tous on retrouvera comme caractères constants de la maladie : 1° l'ulcération de la muqueuse buccale, en partie recouverte par un tissu membraniforme qui baigne dans un pus sanieux; 2° une salivation abondante; 3° une fétidité repoussante de l'haleine; 4° l'engorgement des ganglions sous-maxillaires, c'est-à-dire les lésions, les produits morbides et les troubles fonctionnels qui caractérisent la stomatite ulcéreuse des soldats. Enfin, un dernier trait complète la ressemblance, c'est la transmissibilité de la maladie, et par conséquent sa spécificité. D'où je crois avoir le droit de conclure que la stomatite endémo-épidémique de notre armée est la même maladie que la stomatite endémo-épidémique des hôpitaux d'enfants, des salles d'asile, des ouvroirs, des écoles et des maisons de correction (1).

Ceci posé, je veux à présent tenter de démontrer que cette maladie n'est pas une affection diphthéritique; mais, avant tout, il me paraît indispensable de bien préciser la signification du mot *diphthérite*

---

(1) En faisant figurer parmi les lieux où se développe le plus ordinairement la stomatite couenneuse ou ulcéro-membraneuse, les camps et les casernes à côté des écoles, des salles d'asile et des maisons de refuge, etc., etc., MM. Guersant et Blache me paraissent avoir implicitement admis l'identité que j'ai cherché à établir.

que l'on applique aujourd'hui aux faits les plus dissemblables, et qui, le microscope aidant, a fini par devenir un terme générique, parce qu'on oublie qu'en le créant M. Bretonneau en a rigoureusement limité l'application.

Au commencement de l'année 1818, un régiment d'infanterie arrive à Tours, apportant de Bourbon-Vendée une épidémie de gangrène scorbutique ; à la même époque, une épidémie de croup et d'angine maligne apparaît dans la ville et dans les communes voisines. M. Bretonneau croit reconnaître entre ces maladies une identité absolue de nature ; et comme, de tous les caractères communs qu'il leur assigne, la présence d'un produit pseudo-membraneux est le plus apparent, il propose de les réunir toutes sous le nom euphonique de *diphthérite*, auquel il paraît avoir préféré depuis celui de *diphthérie* (1). Mais il est évident qu'aux yeux de cet éminent praticien, la fausse membrane n'a jamais constitué le seul caractère pathognomonique de la maladie, puisqu'il a eu soin de distinguer la diphthérie de l'angine couenneuse commune, de

(1) Traité de la diphthérite, p. 41, § 43 : « Dans l'impossibilité d'appliquer à une inflammation spéciale aussi tranchée un seul des noms impropres qui ont été donnés à chacune de ses nuances, qu'il me soit permis de désigner cette phlegmasie par la dénomination de diphthérite, dérivé de Διφθερα, *pellis exuvium*, *vestis coriacea*, d'où : Διφθερόω, *corio*, *obtego*. » — Dans une publication plus récente (Arch. génér. de méd., t. XCV), M. Bretonneau a adopté le mot diphthérie, qui me paraît en effet préférable au précédent, dont la terminaison dénaturait le sens.

l'inflammation couenneuse mercurielle et de l'angine scarlatineuse, qui, elles aussi, ont pour caractère commun une exsudation pseudo-membraneuse (1). Ce qui, pour M. Bretonneau, fait la spécificité de la diphthérie, c'est la tendance à envahir de proche en proche la surface des muqueuses bucco-pharyngienne et laryngienne; c'est aussi l'intégrité de ces muqueuses sous l'exsudation morbide; c'est encore et c'est surtout la transmissibilité par contact; c'est enfin la septicité. Mais peu à peu on a perdu de vue ces caractères, dont l'ensemble, joint à l'exsudation plastique, peut seul représenter la diphthérie telle que l'a comprise et décrite M. Bretonneau. Puis le microscope ayant fait reconnaître que, à l'exception du muguet, tous les produits d'exsudation de la muqueuse bucco-pharyngienne et de la muqueuse laryngienne, depuis les fausses membranes rubanées et élastiques du croup, jusqu'aux enduits pultacés de la bouche et des amygdales offrant le moins de cohésion, présentent une composition semblable et sont constitués par de la fibrine presque pure (2), on en est arrivé à ne plus voir dans le mot *diphthérite* que sa signification étymologique, et pour beaucoup de médecins, aujourd'hui, les expressions *diphthé-*

---

(1) Traité de la diphthérite, § 52, 239, 249, et p. 281, 372.

(2) Empis, Archives génér. de médecine, t. LXXXII, 1850, mars, p. 288.

Isambert, Archives génér. de médecine, t. XCIX, 1857, mars, p. 331.

ritique et *pseudo-membraneux* sont devenues synonymes (1). De là tant de succès merveilleux dans le traitement de la *diphthérie;* de là aussi, sans doute, de cruels revers. Vainement M. Empis (loc. cit.) a signalé cette déplorable confusion et protesté contre elle; vainement M. Trousseau, fidèle interprète des idées du maître, reproduit chaque année dans son cours les traits caractéristiques de la *diphthérie*, on n'en continue pas moins à tout confondre, et ce n'est pas moi apparemment qui parviendrai à rectifier sur ce point le langage et les idées. Cependant, comme derrière l'erreur nosologique il y a un danger dans les conséquences pratiques qu'on en voit résulter chaque jour, il ne faut pas se lasser de répéter que la *diphthérie* est une espèce pathologique bien distincte des autres inflammations avec exsudation plastique des membranes muqueuses, ayant ses caractères propres et invariables, ou auxquels du moins le temps, les lieux et le génie épidémique n'ont jamais apporté que des modifications passagères; qu'elle est, en un mot, une maladie spécifique, toujours redou-

(1) Depuis la rédaction de ce Mémoire, et depuis là lecture que j'en ai faite à la Société médicale des hôpitaux (avril 1858), la question de la diphthérie a été très-souvent agitée, et elle a fait l'objet de plusieurs thèses inaugurales, dont une entre autres, celle de M. Pératé, est surtout destinée à établir nettement l'individualité morbide de la diphthérie ; aussi le langage médical commence-t-il à devenir, sur ce point, beaucoup plus précis qu'il ne l'était à l'époque où ces lignes ont été écrites ; néanmoins la précision n'est pas encore telle qu'il soit devenu inutile d'aborder une fois de plus cette question nosologique.

table, soit en raison de ses propriétés toxiques, soit en raison des troubles fonctionnels qu'elle détermine brusquement lorsqu'elle envahit certains points de la muqueuse respiratoire (1), et que par conséquent elle n'admet ni temporisations, ni expérimentations hasardeuses, et réclame, au contraire, tout d'abord un traitement énergique.

Faut-il maintenant, et par cela seul que M. Bretonneau lui-même paraît y consentir (2), faut-il passer condamnation sur l'abus qui s'est fait du mot

(1) L'étude attentive des différents cas de *croup* qui ont passé sous mes yeux, soit dans les hôpitaux spéciaux (Enfant-Jésus, 1853; hôpital Sainte-Eugénie, 1858), soit dans la pratique civile, m'a conduit à penser que le vrai croup n'est pas toujours une affection diphthéritique proprement dite, et qu'en d'autres termes il peut y avoir et il y a en effet une laryngite couenneuse simple, identique à l'angine couenneuse commune, se développant comme elle sous l'influence du froid, plus grave qu'elle en raison de son siège, se révélant par des symptômes locaux de tous points semblables à ceux du croup diphthéritique, mais différant de ce dernier par l'absence d'engorgement ganglionnaire et surtout d'empâtement sous-maxillaire, et enfin par l'absence de phénomènes d'intoxication aussi bien que par sa non-transmissibilité.

C'est à cette variété de croup qu'il faudrait sans doute rapporter les cas où, soit après l'expulsion d'une fausse membrane, soit après l'ouverture de la trachée, on voit la guérison survenir avec une merveilleuse rapidité. A cette forme de laryngite pseudo-membraneuse, qu'il admet volontiers d'ailleurs, mon ami M. le docteur Sée est disposé à en ajouter une autre, qui serait particulière à la scarlatine, et qui en tout cas différerait absolument de la laryngite diphthéritique. Les faits justifieront-ils notre manière de voir? Je ne sais; mais j'ai pensé qu'il n'était pas hors de propos de soulever ici une question dont la solution n'est pas sans importance.

(2) Mémoire sur les moyens de prévenir le développement et les progrès de la diphthérie. — *Bretonneau*, Archives générales de médecine, t. XCV, janvier 1855, p. 6 : « Un motif semblable à celui d'Alayma, etc... »

diphthérie, et rendre à la maladie le nom de *mal egyptiac*, sous lequel elle a été longtemps connue? Je ne le pense pas, et je crois au contraire qu'il faut lui conserver le nom de *diphthérie*, ne fût-ce que pour rendre un juste hommage à l'homme éminent qui, en introduisant ce mot dans le langage médical, en a nettement déterminé la signification nosologique, qui, le premier, a bien fait connaître l'anatomie pathologique et bien tracé l'histoire du croup et de la variété d'angine assurément la plus commune parmi celles qui composent le groupe, autrefois si confus, des angines malignes (1).

Or, la diphthérie, qui a pour siége de prédilection les muqueuses tonsillaire, pharyngienne et laryngienne, peut-elle aussi se développer sur la muqueuse buccale, ou, en d'autres termes, y a-t-il une diphthérie buccale vraie, comme il y a une diphthérie tonsillaire, pharyngienne ou laryngée? Il semble naturel de l'admettre *à priori*; mais en fait il est permis d'en douter. Pour ma part, je n'en ai encore vu aucun exemple (2); et comme la preuve

(1) On ne peut contester à M. Bretonneau le mérite d'avoir fait connaître l'identité du croup et d'une variété d'angine maligne ; mais n'a-t-il pas confondu à son tour des maladies fort distinctes, en réunissant sous la même dénomination l'angine gangréneuse et l'angine pelliculaire grave?

(2) Depuis que ce travail est complètement achevé (avril 1858), j'ai observé, dans mon service à l'hôpital Sainte-Eugénie, un cas de diphthérite buccale parfaitement caractérisé. Or, ce cas unique de stomatite diphthéritique, dans le cours d'une épidémie presque

pourrait paraître insuffisante, je me hâte d'ajouter que M. Barrier n'en a pas vu davantage, et que MM. Rillet et Barthez n'ont pas été plus heureux. Puis, lorsqu'on analyse attentivement la description tracée par M. Bretonneau, et les faits publiés par M. Blache (1), on ne tarde pas à reconnaître dans la stomatite qu'ils considèrent comme étant de nature diphthéritique, des caractères anatomiques et un mode d'évolution fort différents de ceux qu'on observe dans la diphthérie proprement dite; on peut même se demander si le produit morbide qui constitue à leurs yeux un des caractères les plus importants de la maladie, est bien réellement un produit d'exsudation plastique.

J'ai textuellement rapporté plus haut (p. 177-8) les passages du Traité de la diphthérite que M. Bretonneau a consacrés à la description de la gangrène scorbutique (lisez *diphthérite buccale*) des soldats de la légion de Vendée, et j'ai souligné à dessein les mots *ulcère*, *ulcération*, qui figurent à plusieurs reprises dans ce tableau, d'ailleurs si exact, de la stomatite des soldats; or, je tiens à faire remarquer que le mot ulcère a bien là sa signification réelle, qu'il n'est pas, comme le nom de *gangrène scorbutique*, une concession aux idées ré-

---

aussi terrible que celle de 1847, s'il ne justifie pas mes doutes, prouve du moins d'une manière très-péremptoire que la diphthérie buccale est excessivement rare.

(1) Bulletin général de thérapeutique, n° du 15 février 1855.

gnantes, ou plutôt encore au langage médical du temps, et qu'il exprime positivement pour l'auteur le fait d'une solution de continuité avec perte de substance. Ce qui le prouve, c'est que dans le même livre, quelques pages plus loin, lorsqu'il s'agit de l'angine diphthéritique et du croup, le mot ne reparaît plus. M. Bretonneau dit bien alors que l'on voit sur les amygdales des concrétions ramollies qui *semblent* remplir le fond d'une large ulcération, mais il a soin d'ajouter que ce sont là des apparences trompeuses (p. 114), et qu'il n'y a véritablement pas de perte de substance. Lorsque plus loin il rend compte des autopsies d'individus ayant succombé à la diphthérite gutturale ou laryngée, il insiste sur l'aspect normal de la muqueuse après qu'on l'a débarrassée des fausses membranes. «.... Il est difficile de reconnaître, dit-il (p. 146), quelque altération à la surface organique ainsi dénudée (débarrassée de la concrétion pelliculaire). »....... « Lorsque le tissu muqueux a été abstergé, il serait difficile de soupçonner qu'il eût été le siège d'une affection morbide. » C'est qu'en effet l'intégrité de la muqueuse sous l'exsudation diphthéritique est un des caractères de la maladie auxquels M. Bretonneau a attaché le plus d'importance. Souvent, il est vrai, on trouve sous la fausse membrane la muqueuse érodée, rugueuse ou pointillée de rouge, l'auteur le reconnaît, mais il ne veut pas voir dans ces divers états de congestion ou d'inflammation, une perte de substance, et il a raison. Mais alors quel rapprochement peut-on sérieusement établir entre ces érosions, ces rugosités de la membrane muqueuse pharyngienne ou laryngienne, et les *ulcères sordides à bords gonflés et d'un rouge livide* que M. Bretonneau a constamment observés aux gencives et sur la muqueuse pariétale dans la maladie dont il a fait une diphthérite buccale ?

J'ai lu avec la plus grande attention toutes les observations de stomatite couenneuse qu'a publiées M. Blache, et je n'en ai pas trouvé une seule où l'ulcération de la muqueuse ne soit signalée et ne constitue la lésion principale, exactement comme dans la stomatite ulcéreuse de M. Barrier et la stomatite ulcéro-membraneuse de MM. Rillet et Barthez. De telle sorte qu'en admettant que le produit morbide qui recouvrait ces ulcérations fût en effet un produit d'exsudation diphthéritique, ce dont je doute et ce que je discuterai plus loin, il faudrait du moins reconnaître que, sur la muqueuse buccale, la diphthérie prend une forme spéciale, et assurément fort différente de celle qu'elle affecte dans les fosses nasales, sur les amygdales ou au larynx. Mais cette singularité n'est pas la seule que présenterait la diphthérie buccale. Et d'abord, n'y a-t-il pas lieu de s'étonner que le régiment qui, suivant M. Bretonneau, portait avec lui le germe de l'épidémie d'angine diphthéritique et de croup à laquelle la ville de Tours et les communes voisines ont payé pendant plusieurs années un si lourd tribut, ait compté beaucoup moins de victimes que la population civile, tandis que celle-ci, ravagée par la diphthérie pharyngienne ou par le croup, comptait à peine quelques cas isolés de gangrène scorbutique? La diphthérie varierait-elle donc de siège suivant les professions? Cela n'est pas admissible. Comment! « il est dans la nature de l'inflammation pelliculaire d'être envahissante (1) », et cependant on ne voit qu'un petit nombre d'angines ou de laryngites diphthéritiques se développer dans une agglomération d'hommes dont le plus grand nombre est atteint, dit-on, de diphthérie buccale ; et encore n'est-il pas prouvé que l'angine maligne et le croup aient frappé des soldats affectés de gangrène scorbutique, car il n'est nullement question de cette dernière maladie dans les quelques observations d'angine diphthéritique qui ont été recueillies sur les hommes de la légion de Vendée. D'ailleurs, M. Bretonneau l'a dit lui-même : « Je n'ai jamais vu aucun individu mourir, affecté tout à la fois de gangrène scorbutique, d'angine maligne et de croup (2). » Mais Guersant a été plus explicite encore, puisqu'il a dit que jamais la diphthérite buccale ne se propageait dans les voies aériennes (3). Et en effet, je ne sache pas une seule observation de croup ou d'angine diphthéritique

(1) Traité de la Diphthérite, p. 379 et *passim*.
(2) Traité de la Diphthérite, p. 126.
(3) Clinique de l'Hôpital des Enfants. Gaz. méd., 1833.

dans laquelle on ait noté l'existence antérieure ou simultanée d'une stomatite couenneuse ou ulcéro-membraneuse; depuis que j'ai pris le service de l'hôpital Sainte-Eugénie, je n'ai eu que trop souvent l'occasion d'observer le croup et l'angine maligne, et dans aucun cas je n'ai trouvé la moindre trace d'altération du côté des gencives ou des parois buccales; j'ai vu bien souvent encore, soit dans mes salles, soit à la consultation, de ces stomatites qu'on appelle couenneuses, et dans toutes, qu'elles fussent anciennes ou de date récente, j'ai trouvé circonscrites aux gencives, aux lèvres ou à la face interne des joues, les lésions qu'à tort, selon moi, on veut rattacher à la diphthérie. Faut-il donc admettre que cette maladie suit une marche et présente des caractères différents suivant qu'elle affecte tel ou tel point de la muqueuse bucco-pharyngienne? Mais alors que devient l'unité de la diphthérie?

Ce n'est pas tout: la diphthérie, on le sait, peut déterminer la mort par une véritable intoxication générale, et sans opposer le moindre obstacle au passage de l'air. Or, il est au moins fort extraordinaire que jamais on n'ait vu la prétendue stomatite diphthéritique s'accompagner d'accidents d'intoxication. Est-ce encore ici la muqueuse buccale qui modifie aussi profondément la nature de la diphthérie, et qui d'une affection terrible fait un mal sans gravité? Ce serait là, on en conviendra, un fait insolite dans l'histoire des maladies spécifiques.

En résumé, il y a là un ensemble de faits très-peu

favorables à la théorie de l'identité de la gangrène scorbutique et de la diphthérie ; et si M. Bretonneau paraît les avoir méconnus, il est certain du moins qu'il a remarqué combien est rare, même en temps d'épidémie, la coïncidence de la gangrène scorbutique avec l'angine diphthéritique, puisqu'il a soupçonné l'existence d'une loi assurément fort inattendue, qu'il a ainsi formulée : « Peut-être, dit-il, n'y a-t-il « pas d'individu moins exposé à contracter le croup, « pendant le cours de l'épidémie, que celui déjà at- « teint de gangrène scorbutique aux gencives. »

C'est-à-dire que la diphthérie buccale serait un préservatif de la diphthérie laryngienne. Malheureusement, les faits ne sont pas venus justifier cette rassurante et singulière hypothèse : la stomatite dite couenneuse ou ulcéro-membraneuse ne met pas plus à l'abri de la diphthérie qu'elle n'y prédispose, parce qu'il n'y a aucune analogie entre les deux maladies. Je crois avoir démontré que ni les altérations de la muqueuse, ni la marche, ni la nature des accidents, ne permettent d'établir entre elles la moindre assimilation ; il me reste à prouver que le produit morbide qui recouvre les ulcérations, dans la stomatite dite couenneuse ou ulcéro-membraneuse, diffère par quelques uns de ses caractères extérieurs du produit morbide de la diphthérie, et qu'il en diffère complètement par sa nature comme par son mode de développement et d'élimination.

Tous les auteurs qui ont décrit la stomatite endémo-épidémique de l'enfance ont signalé la présence sur les ulcérations pariétales ou amygdaliennes, d'un produit membraniforme auquel ils ont assigné les caractères suivants : plaque jaune, pseudo-membraneuse ou pultacée, toujours adhérente, difficile à détacher, baignant dans un pus sanieux, et masquant en partie une surface ulcérée. Ces caractères sont ceux que j'ai observés moi-même dans la stomatite endémo-épidémique des soldats ; seulement, mes recherches m'autorisent à insister sur la densité, sur la force de cohésion de ce tissu morbide, et sur son adhérence à la membrane muqueuse. Or, je demande s'il est possible d'admettre une identité absolue entre le produit d'exsudation de l'inflammation pelliculaire (v. plus haut p. 105) et cette plaque ou lame pseudo-membraneuse — le mot étant pris ici dans son acception la plus simple — dont l'élimination par lambeaux successifs, sous lesquels on retrouve toujours une sécrétion purulente plus ou moins concrète, peut, je le reconnais, simuler jusqu'à un certain point l'élimination et la reproduction des plaques diphthéritiques, mais qui en définitive s'en distingue nettement par l'ensemble des caractères que je viens de rappeler.

Evidemment, ce n'est pas là un produit de sécrétion, c'est un tissu mortifié, c'est une lame superficielle de la muqueuse buccale qui, en se détachant, laisse à découvert une surface ulcérée. Sur ce point, je ne crois pas que le doute soit encore possible, puisque le microscope a confirmé ce que l'observation clinique avait déjà permis d'établir. Je sais que récemment un jeune médecin, auquel on doit un travail fort intéressant sur l'action physiologique et thérapeutique du chlorate de potasse, M. Isambert, est venu apporter (1) en faveur de l'identité que je combats, un argument que le microscope lui a également fourni, en lui montrant dans les produits morbides de la stomatite ulcéro-membraneuse des enfants, de la fibrine pure exactement comme dans les concrétions élastiques du croup; mais cet argument est loin d'avoir à mes yeux la valeur que lui accorde M. Isambert. Certes, je n'aurais garde de suspecter l'habileté du micrographe qui a constaté le fait signalé par M. Isambert, puisque c'est à lui que je dois aussi une partie de mes documents micrographiques sur la stomatite ulcéreuse des soldats, et que d'ailleurs il est aujourd'hui, sans contredit, l'homme le plus compétent en pareille matière : j'ai nommé M. Ch. Robin; encore moins voudrais-je me retrancher derrière la contradiction qui semble exister entre les différents résultats de l'observation microscopique : cette façon d'argumenter, outre qu'elle est peu dans mes goûts, serait ici fort déplacée. Admettant donc, ans hésitation, qu'il s'agissait bien d'une stomatite ulcéro-membraneuse simple, sans complication de diphthérite gutturale, je suis parfaitement convaincu que M. Robin a trouvé de la

(1) Arch. générales de méd., mars 1857, t. XCIX.

fibrine pure dans le produit morbide que lui a remis M. Isambert; et je n'en suis pas surpris, car, au dire de cet honorable confrère, M. Robin en a également trouvé dans la plupart des inflammations de la muqueuse bucco-pharyngienne : or, il n'y a pas de raison pour qu'elle manque dans la stomatite ulcéro-membraneuse plus que dans les autres. D'ailleurs, M. Follin a trouvé de la fibrine dans les produits morbides que je l'ai prié d'examiner, et on en trouvera, j'en suis certain, toutes les fois que les recherches seront faites à une époque rapprochée du début de la maladie; enfin, on en devra trouver surtout chez les enfants, dont la muqueuse bucco-pharyngienne a une tendance plus marquée que celle de l'adulte à produire des exsudats plastiques. Mais ce dont je doute, c'est qu'on retrouve la fibrine à toutes les périodes de la maladie, c'est surtout qu'on ne trouve jamais que de la fibrine pure, sans globules de sang ni de pus; et ce que je crois au contraire pouvoir affirmer d'avance, c'est que chez l'enfant comme chez l'adulte, dans tous les cas de stomatite ulcéreuse pariétale ou tonsillaire un peu profonde, le microscope fera reconnaître, au lieu de fibrine, le tissu morbide que M. Robin a constaté dans la stomatite ulcéreuse des soldats, c'est-à-dire un lambeau de membrane muqueuse mortifiée (1).

(1) Dans aucun des faits de stomatite ulcéro-membraneuse qui depuis quelques mois se sont présentés à l'hôpital Sainte-Eugénie, je n'ai trouvé le lambeau de muqueuse mortifiée; mais dans aucun

Du reste, les faits ne justifieraient-ils pas mes prévisions, et des observations multipliées auraient-elles pour résultat constant de montrer que, dans la stomatite ulcéro-membraneuse des enfants, les ulcérations ne sont jamais recouvertes que par un produit d'exsudation, que je ne pourrais encore voir dans cette maladie une véritable diphthérie, tant me paraissent péremptoires les raisons cliniques et anatomiques qui m'ont fait repousser toute assimilation entre ces deux affections. Il me faudrait bien reconnaître sans doute que la stomatite endémo-épidémique des enfants diffère de celle des soldats, mais la différence à mes yeux serait tout-à-fait secondaire, et s'expliquerait naturellement, soit par une intensité moindre de l'inflammation locale dans l'enfance, soit par une activité plus grande des sécrétions plastiques à cette même période de la vie.

Cependant, MM. Guersant et Blache disent positivement que lorsque les individus atteints de stomatite pseudo-membraneuse viennent à succomber pendant le cours d'une affection intercurrente, on retrouve la fausse membrane sur les gencives ou pénétrant dans les alvéoles, sur les bords de la langue, à l'intérieur des lèvres et des joues, quelquefois sur la voûte palatine et sur la surface des

---

non plus je n'ai trouvé de produit d'exsudation; dans tous, ainsi que je l'ai fait constater par les élèves, il y avait ulcération allongée recouverte par un pus tantôt grisâtre et tantôt crêmeux.

amygdales. Ici, le doute n'est pas permis, il s'agit bien d'une fausse membrane continue, sans altération de la muqueuse sous-jacente. Mais que conclure de ce fait, si ce n'est qu'il peut y avoir en effet, soit une stomatite couenneuse commune, soit une diphthérie buccale primitive, soit une véritable diphthérie compliquant la stomatite ulcéreuse (1) ? Mais ce qui est bien certain d'ailleurs, c'est que ces maladies sont rares, puisque ni M. Barrier ni M. Barthez n'en ont observé un seul cas ; et ce qui n'est pas moins certain, c'est qu'elles diffèrent complètement de l'affection dont M. Blache a publié plus récemment plusieurs exemples, en lui conservant toutefois le nom de stomatite couenneuse ou diphthéritique.

Quoi qu'il en soit, si je ne m'abuse pas sur la valeur des arguments que j'ai fait valoir, cette longue discussion nosologique, dans laquelle du reste j'ai à peine fait intervenir la stomatite ulcéreuse des soldats, d'abord pour simplifier la question, et puis parce qu'il m'a paru inutile de reproduire pour cette maladie une démonstration qui ressort nette et claire presque de chaque page de ce mémoire ; cette discussion, dis-je, m'autorise à avancer les deux propositions suivantes :

1° La gangrène scorbutique de la légion de la Vendée n'était pas une affection diphthéritique ; elle n'était autre chose que la *stomatite ulcéreuse*,

---

(1) Voir la note 2, p. 172.

endémo-épidémique dans notre armée; par conséquent, il n'y a eu qu'un simple rapport de coïncidence entre cette maladie et l'épidémie de croup et d'angine maligne qui, au commencement de 1818, a envahi le pays de Tours; en d'autres termes, la légion de la Vendée a subi l'épidémie de diphthérite, mais elle ne l'a pas importée.

2° La stomatite des enfants, dite stomatite couenneuse, diphthéritique, ou ulcéro-membraneuse, n'appartient pas plus que la gangrène scorbutique au groupe des affections diphthéritiques; elle est, comme la gangrène scorbutique, identique à la stomatite endémo-épidémique des soldats, c'est-à-dire qu'elle est tout simplement une *stomatite ulcéreuse*.

Aussi bien, les idées que renferment ces deux propositions si contraires à l'opinion professée depuis longtemps par M. Bretonneau et par ses élèves devenus maîtres à leur tour, ces idées sont-elles une nouveauté? Je n'ai ni l'envie ni le droit de le prétendre, car déjà en 1832 le docteur Caffort (1) s'étonnait que M. Bretonneau voulût rattacher à la diphthérie la stomatite ulcéreuse des soldats, et, depuis, la monographie de M. Taupin, le travail de M. Barrier et celui de MM. Rillet et Barthez, ont-ils été autre chose qu'une protestation indirecte et tacite contre la doctrine de l'illustre médecin de Tours sur la nature de la stomatite endémo-épi-

(1) Arch. génér. de méd., t. XXVIII, p. 67, 1832.

démique des enfants? Mon seul mérite en tout ceci serait donc d'avoir examiné la question de plus près, d'avoir apporté dans la discussion quelques faits et quelques arguments nouveaux, et, en tout cas, d'avoir formulé nettement une opinion que contenaient implicitement des travaux antérieurs au mien.

Mais si je suis dans le vrai, ce mérite me suffit; car en déterminant d'une manière précise la nature de la stomatite dite couenneuse ou ulcéro-membraneuse, ou plutôt en démontrant qu'elle n'est pas une diphthérie, j'aurai en même temps fait voir les dangers d'un mode de traitement de cette dernière maladie, qui repose précisément sur la confusion que ce travail a en partie pour but de faire disparaître. Il est permis de supposer, en effet, qu'après avoir obtenu de très-beaux résultats avec le chlorate de potasse dans le traitement de la stomatite ulcéro-membraneuse, M. Blache, et plus tard M. Trousseau, n'auraient pas eu la pensée d'employer ce sel contre la diphthérie, si, pour eux, il n'y avait pas eu identité entre ces deux affections. Avec cette identité pour base, leur conduite a été très-logique, et leurs espérances se comprennent ; mais si, comme je crois l'avoir prouvé, cette identité n'existe pas, si les deux maladies sont parfaitement distinctes, l'indication théorique disparaît ; mais les faits subsistent, et c'est à eux qu'avant tout il faut demander la solution de la question. Or, que disent les faits ? Je crois avoir lu tout ce qui a été publié depuis trois ans sur l'emploi du chlorate de potasse dans le traitement de l'angine diphthéritique et du croup, et je déclare n'avoir pas trouvé un seul fait qui fût favorable à cette médication. Cependant, comme en définitive les succès et les revers se partagent assez également les cas où elle a été mise en usage, il peut paraître étrange que je me prononce d'une manière aussi formelle; mais qu'on analyse les faits (1), et on reconnaîtra, je crois, qu'ils justifient pleinement mon assertion, puisque la série des revers se compose en grande partie des cas où le chlorate de potasse a été administré à peu près seul, et la série heureuse des cas où il a été associé aux vomitifs, aux caustiques et aux altérants. Je n pense pas qu'il soit nécessaire d'insister, car les faits dont je viens de résumer la signification parlent d'eux-mêmes; seulement, je ferai remarquer en passant qu'ils sont un argument de plus en faveur de la thèse que je soutiens au point de vue nosologique.

En résumé, la théorie, basée uniquement sur

(1) Blache, Bulletin de thérapeutique, 15 février 1855.
Isambert. Études chimiques, physiol. et cliniq. sur le chlorate de potasse, 1856.
Duhamel, Terrier. Gaz. des hôpit. 1er septembre 1857.
Simiane, id. 18 juillet 1857.
Legendre de Bléneau, id. 3 septembre 1857.
Mattei, Masson et Courserant. Gazette des hôpitaux, 24 septembre 1857.
Petit de Lille, Gazette des hôpitaux, 17 octobre 1857.
Trousseau, Gazette des hôpitaux, 1858, *passim*. Leçons cliniques.

l'analyse et la comparaison des caractères qui appartiennent d'une part à la diphthérite et d'autre part à la stomatite dite couenneuse ou ulcéro-membraneuse, indique que le succès du chlorate de potasse contre cette dernière maladie n'autorise nullement à compter sur lui dans le traitement de la première, parce qu'il n'y a entre elles aucune analogie. De leur côté, les faits s'accordant avec la théorie, viennent démontrer qu'en effet l'agent thérapeutique qui modifie toujours profondément la stomatite ulcéreuse, quand il ne la guérit pas immédiatement, est impuissant contre la diphthérie : voilà ce que j'avais prévu et annoncé il y a trois ans, voilà ce que j'ai tenu à redire ici, afin d'éviter de cruels mécomptes à ceux qui seraient encore tentés d'essayer, à l'exclusion de toute autre, dans le traitement de la diphthérie, une médication que la théorie et l'expérience condamnent également (1).

—Si la stomatite ulcéreuse des soldats, et j'ajoute maintenant la stomatite ulcéreuse des enfants, n'est pas une affection diphthéritique, elle n'est pas non plus une gangrène ; je l'ai dit au début de ce travail, et je vais le prouver.

(1) M. le professeur Trousseau paraît n'avoir plus autant de confiance dans l'action du chlorate de potasse contre la diphthérie, car dans une leçon clinique publiée dans la Gazette des hôpit. du 21 octobre 1858, il a dit en parlant du chlorate de potasse et du chlorate de soude : « Très-efficaces contre certaines affections couenneuses pultacées, je n'oserais pas affirmer qu'ils le fussent autant dans les maladies diphthéritiques. »

M. le docteur Taupin, dans un mémoire dont la partie descriptive est d'une remarquable exactitude, a réuni, sous le titre de *Stomatite gangréneuse*, la stomatite ulcéreuse et la gangrène de la bouche, qu'il considère comme deux degrés d'une même maladie. Cette théorie repose évidemment sur une confusion que d'autres ont déjà signalée, et à laquelle, par conséquent, je ne m'arrêterais pas, si la lésion que j'ai constatée dans certains cas de stomatite ulcéreuse ne semblait fournir à l'opinion de M. Taupin un argument dont il convient de bien faire saisir la valeur.

Ainsi que je l'ai rapporté plus haut, le microscope a fait reconnaître que le tissu morbide qui masque souvent les ulcérations pariétales et tonsillaires est constitué par une lame mortifiée de la membrane muqueuse, ou, en d'autres termes, par une eschare : or, je ne conteste pas que, prises dans leur sens absolu, ces expressions de *tissu mortifié*, d'*eschare*, de *tissu gangréné* ne soient synonymes; mais il ne faut pas oublier qu'il y a des *maladies gangréneuses* proprement dites, dont la nosologie a toujours fait une classe à part, bien distincte de celle des inflammations, qui cependant ont souvent pour effet de produire la mortification des tissus.

Ce qui caractérise les affections gangréneuses, ou, comme on dit plus simplement, *les gangrènes*, c'est la soudaineté des mortifications, qui semblent se produire sans inflammation préalable; c'est aussi leur généralisation, résultat ordinaire et tout naturel de l'influence qu'exercent sur l'ensemble de l'organisme les causes qui les produisent le plus généralement. Voilà précisément ce que l'on voit dans la *gangrène de la bouche*, et ce que l'on ne retrouve pas dans la *stomatite ulcéreuse.*

Dans quelles conditions d'ailleurs apparaît, le plus souvent, la stomacace proprement dite? chez des enfants débilités soit par l'inanition, soit par une maladie aiguë ou chronique. La stomatite ulcéreuse, au contraire, dans l'immense majorité des cas, se montre d'emblée sur des sujets valides et bien constitués. Aussi, rien n'est-il plus rare, chez les soldats comme chez les enfants, que de la voir se terminer par une véritable gangrène: Guersant (1) disait n'en avoir pas observé un seul exemple, et, quant à moi, je n'en ai vu qu'un cas, chez un voltigeur de la garde, entré au Roule pour une dyssenterie chronique contractée en Crimée dans le service des tranchées, atteint pendant son séjour à l'hôpital d'une stomatite ulcéreuse, et mort quelques jours après le début de la stomatite, dans un état de cachexie profonde, avec une gangrène de toute la paroi buccale, de la gencive inférieure, des piliers antérieur et postérieur, et de l'amygdale du côté droit.

Ai-je besoin de faire remarquer que cette rareté

(1) Revue clinique des maladies aiguës à l'hôpital des Enfants. Gaz. méd., 1833.

de la terminaison de la stomatite ulcéreuse par gangrène s'accorde peu avec l'idée émise par M. Taupin, que la première de ces affections n'est qu'un premier degré de la seconde ? Quant aux modifications locales et aux troubles fonctionnels que déterminent les deux maladies, il me paraît impossible de les confondre; aussi m'abstiendrai-je d'établir sur ce point une discussion que je crois inutile. J'ajouterai, du reste, que s'il eût été nécessaire de présenter ici un parallèle propre à bien faire saisir les différences radicales qui, au point de vue des symptômes, séparent la gangrène de la bouche de la stomatite ulcéreuse, je n'aurais pu mieux faire que d'en emprunter les éléments au travail de M. Taupin lui-même.

La seule circonstance qui pût autoriser un rapprochement est, en définitive, la présence d'une eschare : mais, d'abord, je ferai observer que dans la stomatite ulcéreuse, la production de l'eschare n'est pas un fait constant, qu'elle n'a lieu que sur certains points de la muqueuse buccale, et que par conséquent elle ne constitue pas un caractère essentiel; puis, je demanderai quel rapport on peut sérieusement établir entre l'eschare noire, profonde, envahissante de la stomatite gangréneuse, et le lambeau jaune, circonscrit, véritable exfoliation d'une couche superficielle de la membrane muqueuse, que l'on voit se détacher du fond des ulcérations pariétales et tonsillaires dans la stomatite ulcéreuse ?

Un dernier fait, qui prouve sans réplique que cette dernière maladie ne peut figurer dans les cadres nosologiques à côté de la stomatite gangréneuse, c'est qu'elle est contagieuse, et que celle-ci ne l'est point; M. Taupin l'a reconnu lui-même, en disant : « Rien n'est plus rare que « d'observer simultanément deux cas de stomatite « charbonneuse, tandis qu'on voit souvent dix ou « douze cas de stomatite ulcéreuse à la fois dans la « même salle. » Et plus loin : « La stomatite char- « bonneuse ne m'a jamais paru communiquée d'un « enfant à un autre. »

MM. Boullay et Caillaut ont émis cette opinion, que la stomatite ulcéreuse n'est peut-être autre chose qu'une forme phagédénique de la stomatite gangréneuse (1). Mais le phagédénisme est, après tout, une forme du travail d'ulcération qui peut reconnaître des causes très-diverses et appartenir à des états morbides très-différents; aussi ne me répugnerait-il pas d'admettre que parfois les ulcérations gingivales et pariétales, dans la stomatite ulcéreuse spécifique, présentent quelqu'analogie avec des ulcérations phagédéniques d'une tout autre nature; mais il ne s'ensuit pas qu'elles soient gangréneuses.

Une lésion de la muqueuse buccale à laquelle me paraît s'appliquer bien plus justement l'expression de gangrène phagédénique, est celle que l'on ob-

(1) Gaz. méd., 1852.

serve très-fréquemment dans les hôpitaux d'enfants, dont je n'ai pas vu un seul exemple à l'hôpital du Roule ni dans les hôpitaux civils d'adultes, et qui consiste en une exulcération très-superficielle, mais néanmoins très-nettement dessinée par la saillie de la muqueuse saine du bord libre des lèvres, surtout de l'inférieure, et de l'orifice des fosses nasales. A certains moments, et sous l'influence de causes qu'il n'est pas toujours facile de déterminer, mais dont la principale me paraît être le méphitisme des salles, on voit survenir des excoriations de ce genre chez tous les enfants au-dessous de dix ans, qui sont affaiblis soit par la maladie, soit par la détestable hygiène à laquelle ils ont été soumis avant leur entrée à l'hôpital. Pour peu que l'enfant écorche ses lèvres, l'ulcération se produit, s'étend de proche en proche sur la peau ou sur la muqueuse, mais ne dépasse jamais le repli gingivo-labial ; d'une nuance toujours plus pâle que la muqueuse, devenant parfois grise et comme piquetée de noir lorsque les enfants doivent succomber, elle présente une surface à peine chagrinée, presque lisse; en dedans, la muqueuse la circonscrit par un liseré tantôt d'un rouge vif et tantôt violacé ; en dehors, elle est limitée par des croûtes noirâtres, mélange de sang, de pus et de lames épidermiques que les enfants ne sont que trop portés à arracher; aux narines, même aspect. Si, par une circonstance quelconque, une solution de continuité se produit sur le visage ou même sur tout autre point du corps, le même travail d'ulcération superficielle s'établit. Je l'ai vu se généraliser chez un varioleux dont chaque pustule ouverte était devenue le centre d'une ulcération phagédénique ; le visage n'était qu'une vaste exulcération. Cette lésion a en général une grande analogie avec celle qu'on voit se produire à l'hôpital sur les vésicatoires de la plupart des jeunes enfants ; seulement j'ai remarqué que, sur les surfaces artificiellement dénudées, l'ulcération prend souvent la forme de godets grisâtres analogues à ceux de la pourriture d'hôpital. Ces ulcérations sont évidemment le signe d'un état grave et comme l'avant-coureur d'une mort sinon prochaine, du moins certaine ; à l'autopsie, c'est à peine si on en retrouve la trace. Je cherche encore le topique qui pourra modifier et cicatriser ces ulcérations ; à l'intérieur, les toniques ont été jusqu'à ce jour sans résultat.

Quoi qu'il en soit, je n'ai pas besoin de montrer en quoi cette maladie diffère de la stomatite ulcéreuse spécifique des enfants.

—Je crois qu'il y a bien peu de médecins aujourd'hui qui considèrent encore la stomatite ulcéreuse comme une affection scorbutique. Cependant, plusieurs confrères de l'armée persistant à désigner sous le nom de *gangrène scorbutique* ou sous celui de *scorbut de la bouche*, la stomatite endémo-épidémique des soldats, et de plus, cette maladie ayant particulièrement atteint en 1855 un régiment (90e) qui quelques mois avant, pendant son séjour au camp de Boulogne, avait été très-rudement éprouvé par le véritable scorbut, —circonstance qui semblerait justifier jusqu'à un certain point un rapprochement entre les deux maladies —j'ai pensé qu'il ne serait pas sans utilité de présenter ici les motifs qui doivent faire rejeter toute espèce d'assimilation, et par conséquent aussi, faire considérer les deux épidémies du 90e d'infanterie comme parfaitement distinctes et comme n'étant liées l'une à l'autre que par un simple rapport de coïncidence.

Pour quiconque a observé le scorbut, il est un fait bien évident, c'est qu'il se manifeste toujours par un ensemble de phénomènes qui prouvent clairement l'action d'une cause générale. Ce fait, que l'hématologie a rendu incontestable, les auteurs du siècle dernier l'avaient déjà signalé, et les épidémies de scorbut qui, en dernier lieu, ont régné au camp de Boulogne et en Crimée, l'auraient au besoin confirmé de la manière la plus positive. Toujours les déterminations locales sont multiples ; il est vrai que l'une d'entre elles, variable d'ailleurs suivant le génie épidémique, peut prédominer et masquer momentanément les autres ; mais je ne sache pas que jamais le scorbut se soit révélé exclusivement, soit par l'œdème de la face, soit par l'induration des muscles du mollet avec douleurs dans les membres inférieurs, soit par les suffusions sanguines, superficielles ou profondes, soit enfin par le boursoufflement des gencives avec ou sans ulcération. Il n'est pas d'épidémie dans laquelle on n'ait observé la réunion de tous ces symptômes, ou au moins de plusieurs d'entre eux; aucun n'a manqué dans l'épidémie de 1854-1855; cela ressort nettement des différents travaux dont elle a été le sujet, et surtout du tableau, aussi remarquable par son exactitude que par sa concision, que M. Tholozan a tracé de la maladie telle qu'elle s'est montrée à Paris dans les hôpitaux militaires (1). Sans doute l'altération des gencives est une des localisations les plus importantes du scorbut, et celle qui peut-être domine le plus souvent; mais, encore une fois, elle ne marche jamais seule; d'ailleurs elle a été certainement moins prononcée dans la dernière épidémie que dans la plupart de celles qui l'ont précédée, et il me semble enfin absolument impossible de la confondre avec celle qui caractérise la gingivite ulcéreuse.

En résumé, dans le scorbut, symptômes manifestes et persistants d'un trouble général, profond, et signes évidents d'une maladie constitutionnelle; altérations multiples, disséminées à la surface du corps ou dans la profondeur des tissus; et enfin, pour citer celle de ces altérations qui est la plus fréquente, et qui par son siége a pu seule faire croire à une analogie, un boursoufflement du tissu gingival parfois si considérable, qu'il dépasse la couronne des dents, écarte les lèvres et forme de véritables végétations. Dans la stomatite ulcéreuse, au

(1) Gaz. méd., 7 juillet 1855.

contraire, pas d'autres troubles généraux qu'une réaction fébrile passagère au début, et quelques jours plus tard, au moment où la maladie atteint son summum d'acuité; une altération locale exclusivement limitée à la muqueuse buccale et aux ganglions correspondants, et consistant enfin en une ulcération des gencives avec perte de substance quelquefois si considérable, que le tissu gingival se trouve réduit à un liseré de deux à trois millimètres de haut.

Ce parallèle me dispense, je crois, de tout commentaire; aussi me bornerai-je à ajouter qu'ayant observé simultanément dans mon service le scorbut et la stomatite ulcéreuse, j'ai pu *de visu* constater la distance infranchissable qui sépare ces deux affections. Un seul de mes scorbutiques a été atteint de stomatite ulcéreuse, et chez lui chacune des deux maladies a conservé ses caractères tranchés (1) ; mais pas un des cent et quelques autres soldats chez lesquels j'ai constaté la stomatite ulcéreuse, n'a présenté le plus léger symptôme de scorbut. Il y a là, ce me semble, un complément de démonstration qui me permet de ne pas insister.

— Dans un travail sur la stomatite ulcéreuse des enfants (2), un médecin de Gand, M. le docteur Dumont, a émis l'opinion que cette maladie n'était

(1) Dans mon Mémoire sur l'emploi du chlorate de potasse (1855), j'ai publié (obs. VI) le résumé de ce fait.

(2) Annales et Bulletins de la Société médicale de Gand; analyse dans la Gaz. méd., avril 1846.

qu'un *impetigo*, une *teigne muqueuse* de la cavité buccale, s'appuyant sur ce fait que ce genre de stomatite « est *pour ainsi dire* propre aux enfants atteints de l'*impetigo* de la face et du cuir chevelu. » J'ignore sur combien d'observations repose cette dernière allégation ; en tout cas, M. Dumont n'en a publié que deux, qui me paraissent simplement établir qu'une éruption d'impétigo peut exercer sur la marche de la stomatite ulcéreuse une influence analogue à celle que le choléra et la fièvre typhoïde ont exercée sur elle dans deux cas que j'ai signalés précédemment, et telle qu'en exercera sans doute toute fluxion considérable dans une région plus ou moins rapprochée de la cavité buccale, c'est-à-dire suspendre momentanément le travail d'ulcération et les sécrétions morbides, qui reprendront leur allure ordinaire dès que l'impétigo lui-même aura disparu. Ce sont là des faits qui se présentent dans d'autres maladies que la stomatie ulcéreuse, et qui, du reste, s'expliquent assez bien sans qu'il soit nécessaire d'admettre ni métastase ni identité de nature entre les deux états morbides qui se remplacent. Aussi bien, la coïncidence de la stomatite et de l'*impetigo larvalis* chez le même individu n'est pas aussi constante que le pensait le docteur Dumont, puisque d'une part je n'en ai pas vu un seul exemple au Roule, et que d'autre part, de tous les enfants qui, depuis le mois de mars dernier, ont été atteints de stomatite ulcéreuse dans mon service ou qui se sont présentés avec cette maladie à la consultation de l'hôpital Sainte-Eugénie, je n'en ai vu qu'un seul qui portât en même temps une affection herpétique de la tête : c'était un *impetigo granulata*, que d'ailleurs l'apparition et la guérison de la stomatite n'ont en aucune façon modifié.

Cependant il faut reconnaître que si les idées de M. le Dr Dumont ne sont pas applicables à la stomatite ulcéreuse spécifique, elles se trouvent complètement justifiées par les altérations de la muqueuse buccale qu'on voit parfois précéder, accompagner ou suivre l'*impetigo larvalis*. J'ai vu en effet chez les enfants, dans des cas de stomatite aphtheuse confluente et rebelle, les ulcérations gingivales, palatines et labiales se cicatriser successivement; puis, au moment où ces dernières disparaissaient, quelques pustules d'impétigo se montrer sur le bord cutané des lèvres, se propager sur les joues, envahir ensuite tout le visage, et disparaître enfin sans que pour cela les aphthes se reproduisissent de nouveau. D'un autre côté, j'ai vu l'impétigo aigu du visage s'accompagner d'ulcérations multiples des lèvres et de la face interne des joues, aussi superficielles et plus larges que les ulcérations aphtheuses, mais n'ayant aucune analogie avec celles de la stomatite spécifique. Ici, le rapport entre l'affection cutanée et les altérations de la muqueuse me paraît assez évident, et on peut, je crois, sans hésitation, considérer ces dernières comme un véritable énanthème, préludant ou faisant suite à l'exanthème du visage. Il est donc probable que c'est à des faits de ce genre que M. Dumont a eu affaire, et ce qui est bien certain du moins, c'est que je n'en ai jamais observé d'autres.

— Si la stomatite ulcéreuse diffère radicalement de la diphthérie, si elle n'est ni une gangrène, ni un scorbut, qu'est-elle donc, et quelle place doit-elle occuper dans le cadre nosologique? Tout concourt à démontrer, ce me semble, qu'elle est une inflammation : l'hyperhémie de la muqueuse buccale, la douleur dont elle est le siège, l'élévation de la température locale, l'ulcération, la production du pus et la mortification des tissus, caractérisent suffisamment un travail inflammatoire. Mais une inflammation qu'on ne voit se produire que dans certains milieux donnés, dont les symptômes locaux bien dessinés et toujours semblables à eux-mêmes sont le plus souvent précédés de symptômes généraux, qui enfin engendre un miasme toxique susceptible de reproduire à son tour la même succession de phénomènes morbides, est-elle une inflammation franche? Evidemment non ; elle présente au contraire tous les caractères d'une *inflammation spécifique,* et à ce titre elle me paraît avoir sa place marquée dans la plupart des classifications modernes, et en particulier dans celle qu'ont adoptée MM. Rillet et Barthez, à côté d'affections très-différentes les unes des autres par leur expression symptomatique, mais ayant pour caractère commun la spécificité : ainsi les oreillons, la coqueluche, la fièvre typhoïde et les fièvres éruptives, que MM. Rillet et Barthez ont réunis dans une même classe sous le nom de maladies générales, aiguës, spécifiques; ainsi le croup, le muguet, la grippe, la dyssenterie, le choléra et les diverses espèces de typhus, que les statistiques anglaises ajoutent à la coqueluche et aux fièvres éruptives pour en former un seul groupe de maladies qu'ils appellent maladies *zymotiques*, de ζυμοειν fermenter (1).

Il est facile de reconnaître qu'en dehors de la spécificité, quelques-unes de ces maladies présentent entre elles des analogies assez nombreuses et assez marquées pour qu'on puisse les réunir en plusieurs groupes distincts : ainsi les fièvres éruptives, dont on a rapproché la coqueluche (2), ainsi les diverses espèces de typhus, auxquels on peut encore rattacher la dyssenterie épidémique, la méningite cérébro-spinale et peut-être le choléra, forment deux groupes naturels assez bien caractérisés. Mais le muguet, les oreillons et la diphthérie n'ont véritablement d'autre caractère commun que la spécificité, et c'est aussi par ce caractère seul qu'elles se relient aux deux catégories que je viens de signaler plus haut. Or, je ne conteste pas qu'au premier abord la stomatite ulcéreuse ne semble devoir également rester isolée et occuper une place à part

(1) Boudin, De l'Influence de la densité des populations sur leur état sanitaire. Annales d'hyg. pub., t. XXXV.

(2) Rillet et Barthez, t. IV, p. 641.

Sée, Arch. génér. de méd., t. XCIV, 1854.

dans la classe des maladies zymotiques, et particulièrement dans celle des maladies générales spécifiques. Toutefois, lorsqu'on vient à rapprocher les uns des autres plusieurs faits signalés çà et là dans le cours de ce travail, on peut se demander si la stomatite ulcéreuse spécifique ne présente pas quelques rapports avec les affections typhiques. Certes, ce rapprochement entre deux genres de maladies si dissemblables au double point de vue des symptômes et du pronostic, doit paraître plus qu'étrange; et cependant ne se trouve-t-il pas jusqu'à un certain point justifié, au moins quant à l'étiologie, par l'ensemble des faits que je vais rappeler ? Sur un navire encombré de soldats et retenu en mer par le mauvais temps, deux épidémies se développent simultanément, l'une de fièvre typhoïde, l'autre de stomatite ulcéreuse ; tous ceux qu'épargne la première sont atteints par la seconde (1).

(1) Ce fait est assurément fort curieux, et en lisant la relation, malheureusement trop sommaire, qu'en a donnée le Dr Léonard (loc. cit.), d'après le rapport du médecin aide-major Ducoux, j'avais eu la pensée que peut-être la stomatite ulcéreuse et la fièvre typhoïde s'excluaient réciproquement chez le même individu; aussi, malgré le peu de vraisemblance de cette supposition, ai-je eu la curiosité, à partir de ce moment, d'interroger tous mes malades à ce point de vue : par une singulière coïncidence, les faits pendant plusieurs mois semblèrent donner raison à mon hypothèse, puisque je constatai d'une part, qu'aucun des soldats atteints de stomatite ulcéreuse n'avait encore eu la fièvre typhoïde, et, d'autre part, qu'aucun des typhoïques n'avait contracté jusque-là la stomatite spécifique. Une fois lancé dans la voie des hypothèses, l'esprit va vite et haut, et un instant j'ai cru entrevoir dans l'avenir la prophylaxie de la fièvre typhoïde, basée sur l'inoculabilité de la stomatite ulcéreuse; mais, pour continuer longtemps ce rêve, il aurait fallu méconnaître l'insuffisance de ma

Parmi les corps sédentaires de la garnison de Paris, celui dans lequel on observe le plus rarement la stomatite ulcéreuse, est aussi celui qui compte le moins de cas de fièvre typhoïde. — Par contre, le régiment qui, en 1855, envoie à l'hôpital du Roule le plus grand nombre de fièvres typhoïdes, est précisément le 90e, auquel appartient également la proportion la plus considérable de stomatites ulcéreuses. — Enfin les relevés statistiques du Roule établissent qu'en 1854 et 1855 les deux maladies ont subi les mêmes vicissitudes, augmentant et diminuant de fréquence avec une remarquable simultanéité. — Je me hâte de reconnaître que ces faits ne prouvent nullement que la stomatite ulcéreuse et la fièvre typhoïde sont de même nature, mais ils prouvent du moins qu'elles peuvent naître toutes deux sous l'influence d'une cause commune, qui paraît

statistique, il aurait fallu aussi oublier que l'analogie entre les deux maladies était encore à démontrer. Mais lors même que le raisonnement n'aurait pu à lui seul réduire l'idée à néant, les faits auraient toujours fini par en avoir raison, puisque le hasard a conduit dans mes salles un soldat atteint à la fois de fièvre typhoïde et de stomatite ulcéreuse.

Quoi qu'il en soit, il a suffi que l'idée d'admettre une analogie entre les deux maladies eût traversé mon esprit pour que je songeasse à traiter la fièvre typhoïde par le chlorate de potasse, et on conviendra qu'en cette occurrence, je me montrais plus logique que ceux qui, pour appliquer le chlorate au traitement de la fièvre typhoïde, se sont appuyés sur la prétendue efficacité de ce sel dans la diphthérie. Aussi bien, pour des raisons auxquelles j'ai déjà fait allusion, je n'ai pas cru devoir entreprendre d'expérimentation à l'hôpital militaire. Deux typhoïques seulement ont pris le chlorate, et l'un deux est précisément celui qui était atteint en même temps de stomatite. Tous deux ont guéri, mais il n'y a rien à conclure de ce résultat, dont les purgatifs pourraient revendiquer une bonne part.

être l'encombrement; il resterait à expliquer maintenant pourquoi la stomatite ulcéreuse spécifique est à peu près inconnue chez les adultes civils, qui cependant sont souvent décimés par la fièvre typhoïde.

Quoi qu'il en soit, la maladie qui fait le sujet de ce travail est une inflammation de la muqueuse buccale; elle est caractérisée anatomiquement par une ulcération; enfin son étiologie, sa marche et son mode de propagation sont tels qu'on les observe dans la plupart des maladies spécifiques; et ainsi se trouve justifiée la dénomination de *stomatite ulcéreuse spécifique*, à laquelle je m'arrête, parce qu'elle me paraît donner de la maladie qu'elle sert à désigner une idée plus exacte que les différents noms dont on l'a appelée jusqu'à ce jour.

En cherchant à démontrer que la stomatite ulcéreuse des soldats ne diffère pas de la stomatite ulcéreuse des enfants, j'ai suffisamment prouvé que je ne considère pas cette maladie comme appartenant exclusivement à l'armée; je n'ai donc pas à revenir sur ce point; mais j'ajouterai que, selon toute probabilité, si on l'observe très-rarement dans la population civile adulte, cela tient à ce que les soldats n'ont jamais de rapports ni très-intimes ni très-prolongés avec les habitants des villes (1).

(1) Les cas de transmission de la stomatite ulcéreuse des soldats aux habitants, sont, je crois, très-rares; cependant Ozanam paraît en avoir observé plusieurs exemples à Lyon, en 1832; il en cite un entre autres. — Histoire des maladies épidémiques, t. IV, p. 121.

L'existence de le gangrène scorbutique chez plusieurs habitants de Tours, en 1818, est probablement due à la même cause.

MM. Valle et Mendez, qui ont aussi noté l'excessive rareté de la stomatite ulcéreuse spécifique dans la population civile, et qui n'ont jamais vu, même en temps d'épidémie, la maladie se propager au-dehors des casernes, expliquent le fait par l'isolement dans lequel vivent les soldats portugais par rapport aux habitants des villes. L'explication est très-plausible, et pour ma part je n'hésite pas à l'admettre. J'hésite d'autant moins, que l'immunité existe même pour les officiers, qui, sans séjourner jamais dans les chambrées, ont encore des rapports très-fréquents avec leurs hommes. Un fait plus difficile à concevoir, c'est que dans les familles pauvres, où l'on voit naître et se propager la stomatite ulcéreuse, tous les enfants peuvent être successivement atteints, sans que le père ni la mère présentent la moindre altération de la muqueuse buccale : je crois même pouvoir affirmer que c'est là le cas le plus ordinaire; or, ici les rapports sont constants et des plus intimes, les conditions hygiéniques sont les mêmes pour tous : à quoi tient donc l'immunité? Serait-elle due à ce que les adultes, en raison de leur constitution plus robuste, opposent à l'action du miasme toxique plus de résistance que les enfants? Et ne serait-ce pas par le même motif qu'on voit la stomatite ulcéreuse se développer dans les salles d'asile, dans les ouvroirs consacrés à l'enfance, et qu'elle est inconnue dans les ateliers occupés par des adultes, bien que les conditions d'encombrement soient les mêmes pour les uns comme pour les autres, et que très-probablement le miasme se produise dans tous les cas où ces conditions se présentent?

Si on comprend sans peine que la stomatite ulcéreuse, née dans les casernes, ne se propage pas au-dehors, on comprend moins aisément pourquoi elle ne règne pas également dans toutes les armées de l'Europe, dont l'hygiène, en définitive, ne paraît pas différer bien sensiblement de celle de nos troupes, et ne passe pas généralement pour lui être supérieure. Je crois sans doute que dans quelques pays, et notamment en Prusse, les casernes sont plus vastes et surtout moins encombrées que la plupart des nôtres; je reconnais aussi que dans plusieurs autres, la nourriture du soldat est, sinon plus abondante, du moins plus variée que l'*ordinaire* de nos troupes; mais il ne m'est pas démontré que toutes les armées où la stomatite ulcéreuse est encore inconnue jouissent de ces avantages. Y aurait-il donc, en dehors de l'encombrement, dans notre armée comme dans l'armée portugaise, et peut-être aussi dans l'armée belge, une cause productrice ayant échappé jusqu'à ce jour aux recherches des observateurs? Cela me semble difficile à admettre ; et s'il était prouvé qu'au point de vue des conditions hygiéniques générales, les armées européennes, ne présentent entre elles que des différences peu tranchées, et insuffisantes pour expliquer l'endémicité de la stomatite ulcéreuse dans les unes et son absence dans les autres, ne serait-il pas permis de chercher dans un autre ordre de faits l'explication de cette singularité? Ne pourrait-il pas, par exemple, en être de la stomatite ulcéreuse comme de plusieurs autres maladies spécifiques, telles que la variole, la syphilis, etc., qui sont nées à une époque plus ou moins reculée, d'un concours de circonstances restées inconnues, et qui ne sont arrivées jusqu'à nous que par une succession non interrompue de contagions? Dans cette hypothèse, il faudrait admettre que la stomatite, au lieu de se produire d'emblée sous nos yeux, et dans les conditions que j'ai indiquées, s'est développée une première fois dans nos armées, sous l'influence de causes difficiles à apprécier, et à une époque indéterminée mais ne remontant pas probablement au-delà de la fin du siècle dernier, et que depuis elle s'est propagée par voie de contagion. Dans cette hypothèse encore, l'encombrement, que j'ai considéré comme la cause productrice de la maladie, ne jouerait d'autre rôle que celui des causes générales de propagation que j'ai signalées.

S'il en était ainsi, ce qui me semble difficile à prouver, et ce que rend peu vraisemblable d'ailleurs l'existence de la même maladie chez les enfants, la stomatite ulcéreuse présenterait une analogie de plus avec une maladie des armées à laquelle l'ont ingénieusement comparée deux honorables médecins étrangers, M. Bendz, médecin supérieur de la garde (Danemark), et M. Briz, chef du service de santé de l'armée espagnole. Dans la correspondance qu'ils ont échangée avec moi, ces honorables confrères ont émis tous deux l'idée que la stomatite ulcéreuse était pour l'armée française ce qu'est la *conjonctivite granuleuse* pour la plupart des armées du nord l'Europe et pour l'armée espagnole, c'est-à-dire une endémo-épidémie spéciale.

Or, suivant M. Bendz, on ne voit plus aujourd'hui l'ophthalmie militaire se produire d'emblée, et les cas sporadiques, aussi bien que les épidémies que l'on observe de nos jours, ne sont que le résultat de la transmission incessante par contagion de la maladie contractée en Egypte, son foyer d'origine, par l'armée anglaise en 1798 ou 1799, et importée depuis par elle, d'abord en Portugal, d'où elle aurait gagné l'Espagne, puis plus tard en Belgique, d'où elle se serait propagée en Prusse et enfin en Danemark, mais seulement en 1851. Il se pourrait donc que la stomatite ulcéreuse à son tour, après avoir régné exclusivement dans notre armée et dans l'armée portugaise, finît par envahir les troupes étrangères et par se propager dans toute l'Europe.

Je n'ai pas à discuter la théorie de M. le professeur Bendz sur l'origine de l'ophthalmie militaire et sur la cause de son apparition dans l'armée danoise, mais je me bornerai à faire remarquer qu'elle ne paraît pas être tout à fait d'accord avec la conclusion adoptée par le congrès ophthalmologique de Bruxelles, sur la proposition de MM. Laveran et Lustreman, délégués du gouvernement français, conclusion qui, à mon sens, exprime l'idée (1) que la maladie peut se développer de toutes pièces dans les foyers d'infection qui résultent de l'encombrement des hommes.

Quoi qu'il en soit, depuis la communication que m'a faite l'honorable professeur Bendz, j'ai lu l'intéressante monographie qu'il a présentée au Congrès de Bruxelles (2), et j'ai été frappé des nombreuses analogies qui rapprochent en effet la conjonctivite granuleuse de la stomatite ulcéreuse des soldats : toutes deux se propagent et prennent le caractère épidémique dans les casernes mal aérées, surtout à l'époque des chaleurs ; toutes deux atteignent de préférence les nouveaux venus, les recrues, épargnant également les officiers, ainsi que me l'avaient fait remarquer MM. Valle et Mendez ; toutes deux sont transmissibles à la fois par contagion et par infection miasmatique, et cependant ce n'est que par exception qu'elles se propagent à la population civile. Un fait encore digne de remarque, et qui n'échappa pas à M. Bendz lorsque nous visitâmes en-

(1) « L'encombrement des hommes, l'aération insuffisante, favorisent le développement des foyers d'infection au milieu desquels les sujets jeunes, les personnes inaccoutumées, les nouvelles recrues, viennent puiser le germe de l'ophthalmie contagieuse. Les foyers d'infection aggravent la maladie lorsqu'elle est développée, et lui donnent une durée plus longue. » — Gazette hebdomadaire, nº 42. 1857.

(2) Quelques considérations sur la nature de l'ophthalmie militaire. — Brochure par Bendz. Copenhague, 1858 ; à Paris, chez Franck, libraire.

semble les salles de l'Enfant-Jésus, c'est qu'en dehors des soldats, les enfants sont la partie de la population qu'elles frappent de préférence. Enfin, ce n'est pas sans étonnement que j'ai trouvé, dans le Mémoire du savant médecin danois, un passage qui, en offrant un trait commun de plus, justifie en outre le rapprochement que j'ai indiqué plutôt qu'établi entre la stomatite ulcéreuse et les affections typhiques (v. p. 202); je le reproduis textuellement (1).

« ...... Si nous nous étonnons avec raison des singularités qui se rattachent ainsi à la forme, à la marche et au mode de propagation de ce mal, l'observation bien curieuse que les médecins de l'armée prussienne eurent occasion de faire dans la campagne de 1813-1815, n'en est pas moins surprenante. Ces médecins, en effet, virent alterner, pour ainsi dire, l'ophthalmie militaire avec le typhus ou la fièvre typhoïde, avec la dyssenterie ou la diarrhée, et cela même de telle façon que l'une de ces affections semblait exclure l'autre, c'est-à-dire que les soldats furent exempts d'ophthalmie pendant que régnait une de ces affections-là, et *vice versâ*. Bien que purement locale d'après sa nature, l'ophthalmie militaire semble donc simuler le rôle d'une maladie générale. Séduits par ces faits incontestables, dont je tâcherai dans la suite d'expliquer la valeur, quelques auteurs allemands se laissèrent

(1) Bendz, loc. cit., p. 8.

même aller à considérer l'ophthalmie qui nous occupe comme une localisation du travail typhique, semblable au laryngo-typhus, broncho-typhus, iléotyphus, etc.; ils l'ont même décrite sous le nom d'ophthalmo-typhus ou typhophthalmie (1). »

Un fait qu'il est bon de signaler, c'est que la stomatite ulcéreuse et l'ophthalmie granuleuse ne s'excluent pas réciproquement : on les voit, en effet, régner simultanément dans les armées belge et portugaise; et si chez nous l'ophthalmie militaire n'a pas exercé de ravages comme elle l'a fait en Belgique et en Prusse, il est incontestable, cependant, qu'on en observe des cas assez nombreux chez nos soldats. Mais ce qui n'est pas moins certain, c'est qu'elle est beaucoup plus rare dans notre armée que la stomatite ulcéreuse; c'est précisément le contraire qui a lieu dans l'armée belge.

Si des observations ultérieures ne viennent pas confirmer les idées de M. le professeur Bendz sur l'origine de l'ophthalmie des armées, on pourra conclure des rapprochements que je viens de faire, que l'atmosphère viciée des casernes peut, à elle seule, engendrer deux miasmes, dont l'un porte son action sur la muqueuse oculaire, et l'autre sur la muqueuse buccale. Mais il restera à expliquer pourquoi, dans telle armée, c'est la conjonctivite granuleuse qui se produit; pourquoi, dans telle

(1) Eisenman, Erlangen, 1838, p. 99-194.

autre, c'est la stomatite ulcéreuse. L'influence du climat est nulle, l'existence de la stomatite en Portugal, et son absence en Espagne et à Naples, le prouvent suffisamment. Quant à l'influence des races, à laquelle le docteur Hâage-Bey, médecin supérieur de l'armée égyptienne, serait, m'a-t-il dit, assez disposé à attribuer un rôle, en raison de certains faits qu'il a observés exclusivement sur les soldats syriens, mais qui me paraissent n'avoir qu'un rapport très-éloigné avec la stomatite ulcéreuse spécifique, je la crois complètement nulle, au moins pour ce qui concerne les différentes armées de l'Europe. La question d'origine n'est donc pas encore résolue, et je la livre aux recherches et aux méditations de nos confrères de l'armée.

Après avoir indiqué les signes qui différencient la stomatite ulcéreuse des soldats de la diphthérie, de la gangrène et du scorbut, il me reste bien peu de choses à dire pour terminer la question du diagnostic différentiel ; car, à l'exception d'une stomatite ulcéreuse traumatique, je n'ai pas observé, chez les soldats, une seule maladie de la bouche qui pût être confondue avec celle que j'ai décrite. Ainsi, tandis que j'ai vu chez les enfants, tantôt des ulcérations aphtheuses confluentes des gencives, tantôt les ulcérations sublinguales de la coqueluche, tantôt enfin les ulcérations phagédéniques du bord et de la face postérieure des lèvres, simuler au premier abord les lésions de la stomatite spécifique, je n'ai rien observé de semblable chez les soldats. Mais ce que j'ai vu une fois à l'hôpital militaire, une fois à l'hôpital Sainte-Eugénie, et plusieurs fois dans la pratique civile, c'est une stomatite ulcéreuse qu'on pourrait appeler *stomatite traumatique,* parce que l'ulcération, dans ce cas, est toujours due à l'action d'une dent cassée ou d'une racine sur la muqueuse buccale accidentellement tuméfiée, et qui, par quelques-uns de ses caractères anatomiques, peut, au premier aspect, donner l'idée d'une stomatite spécifique. Mais il suffit d'un peu d'attention pour éviter l'erreur : ainsi, dans la stomatite ulcéreuse traumatique, il n'y a jamais qu'une ulcération à la face interne de la joue ou des lèvres, répondant toujours exactement soit à une racine de dent, soit à un fragment de dent cariée, soit enfin, comme on le voit chez les enfants, à une dent de première ou de seconde dentition ayant pris une direction vicieuse ; presque toujours ses bords forment un triangle ; je ne lui ai jamais vu la forme circulaire ou oblongue des ulcérations spécifiques ; elle s'enfonce profondément dans la paroi buccale, et représente une sorte de trou irrégulier dans lequel entre, à chaque mouvement des mâchoires, la dent qui est la cause première de la solution de continuité. La suppuration est peu abondante ; jamais je n'ai vu se détacher du fond de l'ulcération de lambeau mortifié de la muqueuse ; la salivation est en général peu marquée. Il me semble superflu d'insister pour démontrer en quoi cette lésion diffère de la stomatite ulcéreuse spécifique.

Quant aux ulcérations syphilitiques, primitives ou secondaires, elles ont elles-mêmes des caractères trop tranchés pour qu'on puisse jamais les confondre avec celles de la stomatite ulcéreuse spécifique.

Pronostic.

En traçant l'histoire de la stomatite ulcéreuse spécifique, j'ai prouvé d'avance que son pronostic n'offre aucune gravité; cependant, si par elle-même la maladie n'a jamais de suites fâcheuses, elle n'en constitue pas moins une indisposition assez sérieuse et, en tout cas, fort pénible pour les soldats, qui m'ont paru la supporter avec beaucoup moins de patience que les enfants. Est-ce si peu de chose, en effet, que ces douleurs parfois atroces de la gingivite ulcéreuse et la cruelle insomnie qui en résulte ? N'est-ce rien que cette horrible fétidité de l'haleine et de la salive qui donne aux boissons et surtout aux aliments un goût si repoussant? N'est-ce rien non plus que cette diète rigoureuse et quelquefois prolongée, à laquelle les hommes sont condamnés, soit parce que l'appétit leur fait défaut, soit parce que la mastication est impossible? N'est-ce rien enfin qu'un état morbide qui conduit à l'hôpital la moitié au moins des hommes qui en sont atteints, et les expose ainsi à l'influence délétère des miasmes qu'engendre toute agglomération de malades? Assurément non, et par conséquent on ne contestera pas que ce ne fût rendre aux soldats un véritable service que de faire disparaître cette endémo-épidémie, et, en attendant ce résultat difficile à atteindre sans doute, de les en guérir promptement.

CHAPITRE VI.

PATHOLOGIE COMPARÉE.

Dans la pensée que la pathologie comparée me fournirait peut-être quelque donnée nouvelle sur les causes et sur les divers modes de transmission de la stomatite ulcéreuse, j'avais fait des recherches dans les livres spéciaux; mais ces recherches n'ayant eu qu'un résultat négatif, et leur insuccès pouvant tenir à ce qu'elles avaient été mal dirigées, je me suis adressé à un médecin vétérinaire, dans les lumières et l'expérience duquel je pouvais avoir toute confiance, à M. Leblanc père, qui, avec une obligeance parfaite, m'a donné verbalement les renseignements suivants : On observe assez fréquemment chez le *chat* et chez le *chien* une maladie de la muqueuse buccale qui n'a pas encore été l'objet d'un travail complet, et qui est caractérisée par des ulcérations allongées, à fond grisâtre, à bords peu saillants, saignant au moindre frottement, ayant pour siège le plus ordinaire le bord des lèvres et des gencives, s'accompagnant d'engorgement ganglionnaire, de salivation, et d'une fétidité de l'haleine telle, qu'on ne peut garder les animaux dans les appartements ; maladie contagieuse en outre, et présentant par conséquent plus d'une analogie avec la stomatite ulcéreuse des soldats et des enfants, mais en différant par un caractère de gravité que celle-ci n'offre jamais : il parait, en effet, que le *chancre de la bouche*, c'est l'expression par laquelle les médecins vétérinaires désigneraient la maladie, est généralement considéré comme incurable, qu'il se complique ou non de gangrène. Les causes de cette affection seraient d'ailleurs encore mal connues, mais on aurait remarqué cependant qu'elle se développe de préférence chez les chiens ou les chats soumis à un régime trop animalisé, confinés dans des chambres et privés d'exercice.

En me donnant ces détails, M. Leblanc m'offrit de me faire voir le premier cas qui se présenterait ; et en effet, six mois plus tard, il eut l'obligeance de me prévenir qu'on lui avait amené un chat atteint du mal dont il m'avait donné une description sommaire. Or, nous constatâmes ensemble chez cet animal, que l'on disait être devenu triste et avoir perdu l'appétit depuis environ trois semaines, mais dont la lèvre était malade depuis deux mois ; nous constatâmes, dis-je, l'existence de deux ulcérations allongées à la lèvre supérieure, au niveau du bord libre : l'ulcération du côté droit avait trois centimètres de long, celle de gauche deux seulement ; elles n'avaient l'une et l'autre que trois à quatre millimètres de hauteur ; elles étaient en partie recouvertes par une croûte mince, d'apparence cornée ; dans les points dénudés, le fond de l'ulcération était d'un gris pâle se rapprochant beaucoup de la couleur de la muqueuse environnante ; il n'y avait pas d'engorgement ganglionnaire, pas de salivation, ce qui s'explique par le siège de l'ulcération en dehors de la cavité buccale; l'haleine avait une odeur fade mais non fétide; la muqueuse buccale était saine mais excessivement pâle; l'animal était très-vif, et ce ne fut qu'à grand' peine que M. Leblanc put le maintenir pendant notre examen. — Etait-ce là une ulcération simple du genre de celles que j'avais observées chez les soldats et les enfants? Etait-ce au contraire un cancer épithélial? Je penchais vers cette dernière hypothèse; M. Leblanc l'adoptait avec moins de réserve que moi; aussi fût-ce sans espoir d'obtenir aucun résultat que je fis donner à ce chat un gramme de chlorate de potasse chaque jour dans sa pâtée. Le traitement avait été commencé le 9 novembre 1856, et le 22 il n'y avait aucune modification dans l'aspect des ulcérations; il est vrai que le chat, ayant fort peu mangé, n'avait pas pris, à beaucoup près, la quantité de chlorate prescrite. L'expérience était incomplète, je voulus la poursuivre, mais en m'arrangeant cette fois pour qu'elle fût concluante. Le chat buvait le lait avec plaisir; je recommandai donc au garçon d'infirmerie de M. Leblanc de faire fondre chaque jour 2,0 du sel que je lui avais remis, dans le lait du malade. A partir du 23 novembre, la prescription fut exécutée exactement, et, à la grande surprise de M. Leblanc aussi bien qu'à la mienne, on put reconnaître dans l'état des ulcérations un changement très-notable. Le 10 décembre, l'ulcération du côté droit avait presque complètement disparu; on ne trouvait plus sur la muqueuse qu'une petite érosion linéaire à fond rose; l'ulcération de gauche s'était considérablement rétrécie ; le chat avait repris son appétit ordinaire. — Le 24, toute trace de la maladie avait complètement disparu, et l'animal put être rendu à ses maîtres, qui l'avaient considéré comme perdu.

Je laisse aux médecins vétérinaires le soin de commenter à leur point de vue ce fait, qui me semble intéressant à plus d'un titre. Quant à moi, je ne puis véritablement, pour ce qui concerne la maladie dont je m'occupe, tirer de ce fait unique aucune conclusion. D'une part, en effet, l'identité d'action du chlorate dans la stomatite ulcéreuse spécifique de l'homme et la stomatite ulcéreuse du chat, ne permet pas de conclure à l'identité de nature des deux maladies; et d'autre part, la nature des altérations locales et les phénomènes concomitants ne sont rien moins que favorables à cette assimilation.

Le 27 janvier 1857, M. Leblanc fils me pria de voir à son infirmerie un chat qu'il considérait comme étant atteint du même mal que le chat qui fait l'objet de l'observation précédente. Je trouvai un animal maigre, triste, malade depuis quinze jours, disait-on, ayant perdu l'appétit, et présentant une tuméfaction considérable de la lèvre inférieure, surtout au centre, où l'on voyait un bourrelet faisant saillie en avant de la lèvre à la façon d'une visière : ce bourrelet était pâle, ainsi que toute la muqueuse buccale. Comme dans le fait précédent, sa surface était lisse, sèche, d'apparence cornée, et bordée à son pourtour par une série de petits points jaunes analogues à ceux que l'on voit sur la noix de galle du chêne; enfin, toute la lèvre était indurée, surtout à la base du bourrelet. Dans ce cas, la nature de la maladie me parut moins douteuse : c'était probablement d'un cancer épithélial qu'il s'agissait selon moi, et M. Charles Leblanc était de cet avis ; mais ce qui n'était pas moins certain pour lui, c'est que ce fait ne différait en rien du précédent. L'administration du chlorate de potasse nous aurait sans doute aidés à juger la question, mais malheureusement l'animal fut retiré par ses maîtres avant que nous eussions pu commencer le traitement.

Quoi qu'il en soit, si pour les médecins vétérinaires les deux faits que je viens de rapporter sont de même nature, je crois pouvoir affirmer qu'il n'y a aucune espèce d'assimilation possible entre le *chancre du chat* et la stomatite ulcéreuse de l'homme (1). Mais, en définitive, on ne peut se prononcer sur une question de ce genre avec un aussi petit nombre de faits; aussi, en écrivant ces quelques lignes sous le titre de *Pathologie comparée*, ai-je

(1) Une inoculation pratiquée par M. Charles Leblanc avec du pus sanieux pris chez un soldat (18 juin 1856) atteint de stomatite ulcéreuse, n'a donné aucun résultat; il est vrai que le pus, pris le matin à huit heures (sur un malade de la première division au Roule), n'a été inoculé que le lendemain dans la matinée; la température était très-élevée, et il est très-possible que le pus se soit décomposé : c'est une expérience à refaire.

eu plutôt pour but de soulever que de résoudre les questions suivantes : 1° Observe-t-on chez les animaux, et en particulier dans les races féline et canine, une maladie analogue à la stomatite ulcéreuse spécifique de l'homme ? 2° Cette dernière maladie est-elle inoculable aux animaux ? 3° Le chancre du chat et du chien, à quelque espèce pathologique qu'il appartienne, cède-t-il au chlorate de potasse ?

CHAPITRE VII.

TRAITEMENT. — PROPHYLAXIE.

Le traitement de la stomatite ulcéreuse des soldats a beaucoup varié depuis la fin du siècle dernier : tantôt général et tantôt exclusivement local, suivant l'idée théorique qui lui a servi de base, mais le plus souvent mixte, il a subi en outre l'influence des différentes doctrines qui, depuis soixante-dix ans, ont successivement dirigé la thérapeutique générale. C'est ainsi qu'il a consisté tour à tour dans l'emploi des évacuants et dans celui des antiphlogistiques purs (émissions sanguines locales ou générales), combinés ou non avec l'emploi des modificateurs locaux les plus variés, depuis les simples collutoires détersifs jusqu'aux caustiques les plus énergiques. Bien que l'histoire de ces variations thérapeutiques soit assez curieuse, je m'abstiendrai de la résumer ici, parce que cette revue rétrospective augmenterait, sans utilité pour mon sujet, les proportions de ce mémoire ; mais ce que je tiens à bien préciser et à consigner dans ce travail, c'est en quoi consistait et à quels résultats conduisait la thérapeutique de la stomatite ulcéreuse de l'armée au moment où j'ai proposé de substituer à tous les autres, le traitement par le *chlorate de potasse*. Or, d'une part, les renseignements qui m'ont été donnés par plusieurs médecins-majors et par tous les malades dont j'ai recueilli l'observation, et, d'autre part, le résumé thérapeutique que mon homonyme M. le Dr Louis Bergeron a présenté dans une thèse (p. 28) qui doit reproduire en grande partie les idées et la pratique de M. le professeur Larrey, et qui est en définitive le dernier travail publié sur ce sujet, me permettent de poser en fait qu'à l'époque où parut l'épidémie dont j'ai succinctement tracé l'histoire au commencement de ce Mémoire, le traitement de la stomatite ulcéreuse des soldats était exclusivement local, et se réduisait, pour la plupart des médecins militaires, à l'emploi de gargarismes émollients ou astringents, et de caustiques, tels que le nitrate d'argent et l'acide chlorhydrique. Quant aux résultats de ce mode de traitement, ils ressortent trop nettement des chiffres que j'ai rapportés plus haut (p. 157 et 158), en cherchant à apprécier la durée de la maladie, pour que j'aie besoin de revenir encore sur ce point. Je me bornerai à faire remarquer que chez quarante-un des sujets auxquels j'ai fait allusion (p. 158), la durée moyenne de la maladie, avant l'entrée à l'hôpital, avait été de trente-trois jours; or, si je m'en rapporte au récit des malades, je crois pouvoir admettre que, pour le plus grand nombre d'entre eux, le traitement par les astringents ou par les caustiques datait au moins de quinze jours, sans avoir produit dans leur état aucune modification sensible.

Quels ont été, au contraire, les résultats de la médication que, à l'exemple de West, de MM. Chanal et Herpin de Genève, et en dernier lieu de M. Blache, auxquels elle avait donné des succès si complets dans le traitement de la stomatite ulcéreuse des enfants, j'ai employée, à l'exclusion de toutes les autres, pour combattre la stomatite ulcéreuse des soldats ? C'est ce que je vais maintenant faire connaître, en rappelant quelques-uns des faits que j'ai publiés en 1855, et en reproduisant les conclusions de mon premier travail, corroborées par des faits bien plus nombreux et non moins probants que ceux qui lui avaient servi de base.

J'ai pris le service de la deuxième division de fiévreux à l'hôpital du Roule, le 1er mai 1855, et c'est le 18 seulement que j'ai constaté pour la première fois dans mes salles un cas de stomatite ulcéreuse : le malade, au moment de son entrée (15 mai), présentait un ensemble de phénomènes généraux assez sérieux et assez caractérisés pour me faire craindre qu'il ne fût au début d'une pyrexie grave. Le 17, l'état général n'avait pas changé, mais une détermination locale très-nettement accusée s'était produite du côté de la gorge ; les amygdales étaient rouges et tuméfiées, la déglutition douloureuse, l'haleine très-fétide. Il est probable que déjà la muqueuse pariétale était ulcérée; mais je ne songeais guère à la stomatite ulcéreuse, que je ne savais pas alors être une maladie très-fréquente chez les soldats; et, comme il y avait en ce moment une épidémie de scarlatine, je ne m'occupai que de l'état de la gorge, sans remarquer sur un autre point de la muqueuse buccale une lésion dont, au reste, je ne soupçonnais même pas l'existence. Mais le lendemain (18) je constatai un gonflement considérable de la joue droite, surtout à la partie inférieure, où la peau était tendue, rouge et luisante; à la face interne je trouvai la muqueuse très-injectée et creusée d'une vaste ulcération que tapissait dans toute son étendue un produit membraniforme de couleur grisâtre; puis, au centre de ce produit morbide, une plaque noire, adhérente, du diamètre d'une pièce de 20 centimes. Le diagnostic ne pouvait être un instant douteux; aussi pensai-je de suite à employer le chlorate de potasse. Mais ce sel ne figurait pas dans la pharmacopée des hôpitaux militaires, et, comme il m'était impossible de m'en procurer immédiatement, je me bornai à prescrire, suivant la méthode classique, les cautérisations, matin et soir, avec l'acide hydrochlorique fumant, et un gargarisme chlorhydré. Le 19, aucune modification dans l'état général ni dans l'état local : je prescris de nouveau les cautérisations, regrettant vivement de ne pouvoir encore ce jour-là faire usage du chlorate. Mais le 20, je pus enfin mettre 500 grammes de ce sel à la disposition de M. le pharmacien en chef de l'hôpital du Roule, qui, avec l'autorisation de M. Boudin, médecin en chef, voulut bien, dès le même jour, préparer une potion suivant la formule que je lui avais communiquée. — Dès le lendemain matin (21), je constatai dans l'état du malade une modification frappante : le gonflement de la joue, la fétidité de l'haleine et la douleur avaient notablement diminué : l'ulcération s'était rétrécie d'un tiers ; elle était manifestement moins profonde ; le malade était sorti de l'abattement extrême dont rien jusque-là n'avait pu le tirer, et il jouissait pleinement de son mieux-être. Le 25, il ne restait plus trace de la plaque noire, et le 27 la cicatrisation était complète ; le malade mangeait avec appétit des aliments solides.

Le succès avait surpassé mes espérances ; car ici les phénomènes généraux étaient très-accusés et les altérations de la muqueuse très-profondes ; et si, dès le début du traitement, j'étais tranquille sur son issue, du moins pouvais-je craindre que sa durée ne dépassât de beaucoup la moyenne indiquée par M. Blache (1) ; or, elle ne l'avait dépassée que d'un jour.

Ce premier résultat était d'autant plus précieux pour moi, qu'en raison même de la gravité relative (2) du fait, il m'autorisait complètement à

(1) Bulletin général de thérapeutique, n° de février 1855 : Cinq enfants traités par le chlorate de potasse ont été complètement guéris en cinq ou six jours ; chez six autres, soumis à l'emploi des caustiques, la durée moyenne du traitement a été de vingt jours.

(2) Dans le principe, j'avais considéré le cas comme très-grave, d'une manière absolue, parce que j'avais pris pour une plaque gangréneuse la tache noire centrale, qui n'était que le résultat d'une exhalation sanguine analogue à celle qu'un examen plus attentif m'a permis de constater depuis dans plusieurs cas de stomatite ulcéreuse.

n'employer désormais d'autre traitement que celui qui venait de me donner un si rapide succès. Depuis cette époque, en effet, j'ai traité exclusivement par le chlorate de potasse tous les cas qui se sont présentés dans ma division, et c'est encore à cette médication qu'ont été soumis, sur ma demande, obligeamment accueillie par MM. Fremy et Bonnafont, la plupart des malades de la 1re division de fiévreux et de la division des blessés, atteints de stomatite ulcéreuse.

Au moment où je rédigeai le travail auquel j'ai déjà fait allusion, je n'avais encore recueilli que douze observations, et après les avoir reproduites je disais (1) : « Chez les douze malades, l'administration du chlorate de potasse a été suivie *immédiatement*, c'est-à-dire dans les vingt-quatre heures pour la plupart, chez l'un d'eux au bout de huit heures, chez un autre au bout de six heures, d'un soulagement que la physionomie des hommes me révélait presque toujours, avant même que je les eusse interrogés, et d'une modification incontestable, parfois extraordinaire, dans l'état des parties malades.

« Un soldat (obs. 4) a été guéri en 4 jours ; chez un autre, il est vrai, j'ai donné le chlorate pendant 10 jours, mais j'aurais pu le suspendre dès le 7e jour, car les ulcérations avaient disparu ; l'élément contre lequel paraît surtout agir le médica-

(1) Loc. citat., pages 20 et suivantes.

ment n'existait plus, et je n'avais continué son usage que dans l'espoir qu'il pourrait peut-être agir aussi contre la tuméfaction gingivale déterminée par la présence d'une dent cariée (obs. 9). Chez un autre encore (obs. 3), j'aurais pu suspendre dès le 4e jour le chlorate de potasse, car la stomatite ulcéreuse était guérie, et je l'ai vainement employé quatre jours de plus à poursuivre un mal contre lequel il ne me paraît avoir aucune efficacité : je veux parler de la pyorrhée alvéolo-dentaire (1). D'où il suit qu'en comptant rigoureusement le nombre de jours pendant lesquels le chlorate de potasse a été administré, on arrive à reconnaître que la durée moyenne du traitement a été de 6 à 7 jours (6,45) et de 5 à 6 seulement (5,47), défalcation faite de ceux où le chlorate eût pu être supprimé. »

Or, ces résultats ont été pleinement confirmés

(1) M. Blache et M. Isambert n'ont pas été plus heureux que moi dans le traitement de la pyorrhée, mais plusieurs observations publiées récemment par M. Laborde (Bulletin général de thérapeutique, 15 avril 1858) tendraient à prouver que si, administré à l'intérieur et à des doses beaucoup plus élevées que celles que MM. Blache, Isambert et moi avions employées, le chlorate est impuissant à guérir la gingivite chronique avec suppuration de l'alvéole, il la modifie au contraire profondément et la guérit même parfois, lorsqu'il est employé comme topique dentifrice. Quelle est dans ces faits la part du chlorate, quelle est la part du frottement répété sur les gencives? C'est ce que des faits ultérieurs feront sans doute connaître; quoi qu'il en soit, les conclusions du travail de M. Laborde, bien que deux d'entre elles semblent contradictoires (2 et 4), méritent d'être prises en sérieuse considération, surtout par les médecins militaires qui ont tant d'occasions, d'expérimenter le traitement en question et d'en constater la valeur.

par les faits nombreux que j'ai observés depuis la rédaction de cette note : en effet, dans 86 cas (1), la durée moyenne du traitement n'a été que de 6 à 7 jours (6,25) ; ces chiffres en disent plus que de longs commentaires, et je me contenterai, pour en faire comprendre toute la valeur, de signaler ce fait, à savoir que plus d'un tiers de ces malades, avant d'entrer à l'hôpital, avait déjà subi un traitement par les caustiques ou par les astringents pendant un laps de temps qui, pour le plus grand nombre, avait été de 10 à 15 jours, pour quelques-uns de trois semaines, et de 50 jours pour un autre. Je rappellerai encore, à ce propos, les deux malades dont j'ai publié l'observation (loc. cit., p. 33 et suiv.), atteints de stomatite ulcéreuse, l'un depuis neuf jours, l'autre depuis un mois, et qui, traités tous deux au Roule par les gargarismes alumi-

---

(1) Sur quatre-vingt-quinze cas dont j'ai recueilli l'observation, il y en a un où aucun traitement n'a été employé, le malade m'ayant paru être en voie de guérison franche au moment de son entrée, et ayant pu sortir en effet quatre jours plus tard complètement débarrassé de la stomatite; dans huit autres cas la durée du traitement n'a pas été indiquée, et la durée moyenne du séjour à l'hôpital (39 jours) n'a pu me fournir sur ce point aucune donnée, parce qu'il s'agissait de cas les uns complexes, les autres simples, mais rebelles à l'action du chlorate, et dans lesquels il a fallu à plusieurs reprises faire intervenir d'autres agents. Du reste, je dois ajouter qu'en thèse générale, la durée du séjour de mes malades au Roule diffère sensiblement de la durée du traitement, par ce double motif que quelques malades ont été tenus momentanément en observation sans traitement actif, dans le service de M. Bonnafont et dans le mien, et que d'autres ont été gardés par moi après guérison, toutes les fois que l'état sanitaire de l'hôpital m'a permis de le faire sans danger, pour être observés et garantis contre les rechutes que l'on a dit être très-fréquentes à la suite des autres médications.

nés, le premier pendant sept et le second pendant onze jours, sans éprouver de soulagement bien notable, ont instantanément ressenti une amélioration extraordinaire et ont été complètement débarrassés dans l'espace de cinq jours, sous l'influence du chlorate de potasse. Enfin, je crois devoir rappeler aussi un passage d'une note que voulut bien me remettre mon collègue et ami M. Frémy, chargé comme moi d'une division de fiévreux au Roule, lors de la publication de mon premier mémoire, passage ainsi conçu : «.....Dans les premiers jours de septembre, 22 malades atteints de gingivite ulcéreuse sont entrés dans la première division ; ils étaient pour la plupart traités depuis six semaines (à la caserne de la rue Verte) par les astringents et les caustiques sans amélioration sensible. Sous l'influence du chlorate de potasse, l'amélioration a été moins rapide que dans les sept cas de stomatite ulcéreuse pariétale (cités précédemment dans la note); mais néanmoins tous ces malades sortaient de l'hôpital au bout de huit jours, parfaitement guéris ; ils avaient d'ailleurs pris simultanément la tisane amère, le suc de cresson et le vin anti-scorbutique. »

Mais, ainsi que je l'ai écrit ailleurs, les résultats ne sont pas toujours aussi satisfaisants, et, je me hâte de le dire, l'infaillibilité du chlorate de potasse n'est pas absolue. Ainsi, chez deux soldats que j'avais observés pendant le mois de septembre, et qui étaient atteints tous deux d'une stomatite ulcéreuse des parois latérales, c'est-à-dire de la variété la moins rebelle d'ordinaire, après l'angine ulcéreuse toutefois, le chlorate, après avoir produit dans l'espace de 48 heures une amélioration des plus sensibles, est resté ensuite sans action sur le travail de cicatrisation; les deux malades, il est vrai, avaient cessé de souffrir, et, six ou sept jours après leur entrée, demandaient instamment à quitter l'hôpital. Mais ce résultat était insuffisant pour moi; je refusai la sortie, et au 10e jour pour l'un, au 8e jour pour l'autre, je portai la dose du chlorate de potasse à 6 grammes. Immédiatement les ulcérations se modifièrent de nouveau, et au bout de 5 jours l'un des deux malades put sortir complètement guéri; mais chez le second le travail de réparation reprit bientôt ses allures traînantes et ne s'acheva que dix jours plus tard. J'ai cherché avec le plus grand soin, dans les antécédents, dans l'état général actuel de ces deux soldats, dans leur constitution, dans l'état de leurs dents, de leurs gencives, la raison d'être de cette résistance à l'action du chlorate, et je n'ai rien trouvé qui pût m'expliquer cette anomalie. » J'ai encore cité dans le même travail le fait d'un soldat chez lequel il m'a fallu pour en finir, et bien que j'eusse obtenu dans les trois premiers jours du traitement une modification profonde, aider l'action du médicament par un régime et un traitement général qui n'avaient été nécessaires dans aucun des cas précédents. Mais, depuis, j'ai observé de nouveaux cas dans lesquels le chlorate est resté impuissant, et dans lesquels je n'ai pu obtenir la guérison définitive qu'en employant successivement plusieurs modificateurs locaux, tels que le chlorure de chaux en poudre et le nitrate d'argent.

En résumé, les insuccès absolus ont été peu nombreux, puisque je n'en ai compté que trois ; mais d'autres expérimentateurs, M. Boudin par exemple, MM. Valle et Mendez de Lisbonne, ont été moins heureux que moi : entre les mains du premier le chlorate de potasse a constamment échoué ; entre celles de mes honorables correspondants et de quelques-uns de leurs collègues de l'armée portugaise, l'efficacité du médicament n'a pas été constante (1). Comment se fait-il que le même agent thérapeutique, administré dans les mêmes circonstances, ait échoné complètement entre les mains de M. Boudin, après avoir donné des succès

(1) Voici ce que je trouve dans une première note de MM. Valle et Mendez : « Le chlorate de potasse a été récemment employé contre la stomatite ulcéreuse des soldats, et, dans la grande majorité des cas, son usage a été couronné de succès. » Et dans une lettre ultérieure (18 décembre 1856), M. Mendez dit : « Un de nos plus habiles médecins, qui se trouve à la tête de l'hôpital des Enfants-Trouvés, m'a dit que, lui aussi, s'était parfaitement trouvé de l'emploi du chlorate de potasse dans la stomatite ulcéreuse. »

Plus tard (22 mars 1857), M. Mendez a même eu l'obligeance de m'adresser un numéro du journal *la Chronique des Hôpitaux militaires*, dans lequel sont consignés plusieurs faits tendant à prouver l'efficacité du chlorate de potasse; l'article est du Dr Simas. — Dans la même lettre, M. Mendez m'apprend, il est vrai, que le chlorate a échoué dans plusieurs cas de stomatite ulcéreuse, mais il a soin d'ajouter que ces cas étaient complexes pour la plupart, et que l'insuccès n'a été absolu que dans un seul cas de stomatite ulcéreuse simple.

presque constants à MM. West, Chanal, Herpin, Blache, H. Roger, Legendre, Barthez et Bouchut chez les enfants, et à plusieurs médecins civils ou militaires qui ont eu à traiter la stomatite ulcéreuse des soldats (1)? C'est ce que je ne puis expliquer. Mais je tiens ces insuccès pour incontestables; et si, en définitive, ils n'ôtent rien de leur valeur, selon moi, aux succès non moins incontestables obtenus par de nombreux observateurs et par moi-même, ils semblent indiquer du moins que, pour le chlorate, la proportion des revers dépasse de beaucoup celle que donnent les agents thérapeutiques dont la spécificité n'est plus contestable. Aussi pour le moment e laisse de côté la question de spécificité thérapeutique, et je me borne à constater, comme un fait irrécusable et déjà considérable, que, dans l'immense majorité des cas, le chlorate de potasse guérit la stomatite ulcéreuse des soldats, plus rapidement et plus sûrement que les autres agents thérapeutiques usités jusqu'à ce jour.

En tout cas, un résultat sur lequel il ne peut y avoir aucune contestation parce qu'il est constant, c'est la modification rapide que le chlorate imprime

---

(1) M. le Dr Lacronique (77e d'infanterie) s'est bien trouvé de l'emploi du chlorate dans la stomatite ulcéreuse. M. Bonnafont a été témoin de quelques-uns des faits que j'ai rapportés dans mon premier Mémoire, et qui mettent bien en relief l'efficacité du chlorate. Parmi les médecins civils momentanément appelés à diriger des services dans les hôpitaux militaires, je citerai M. Frémy, mon collègue au Roule, et mon excellent ami M. le Dr de Lonjon, qui a obtenu des succès rapides et constants chez des soldats de la garnison de Tours.

à la maladie. Il peut quelquefois, ainsi que l'a fort bien fait remarquer M. H. Roger, rester sans influence sur le travail de réparation et de cicatrisation; mais *dans tous les cas sans exception*, au moins dans tous ceux que j'ai observés, dès les deux premiers jours de son emploi, et souvent dans les premières heures qui suivent le début de son administration, il a pour effets de rétrécir et de déterger les ulcérations, quel que soit leur siège, de favoriser l'élimination du lambeau de muqueuse mortifiée, et par suite de diminuer du même coup la douleur, la salivation et la fétidité de l'haleine. J'ai déjà rapporté (obs. 14 du Mémoire cité) ce propos d'un soldat traité pendant cinq semaines par les caustiques et par les astringents sans éprouver beaucoup de soulagement, et qui, ayant à peine achevé sa potion chloratée, me disait, à la visite du soir, qu'il avait *senti son mal couler comme si on le lui avait enlevé avec la main*. Vingt fois depuis, j'ai entendu les soldats exprimer dans les mêmes termes le sentiment de mieux-être qui résultait pour eux de l'emploi de la potion. Un sergent du service de M. Bonnafont, atteint de gingivite ulcéreuse, et dont les douleurs s'étaient calmées comme par enchantement sous l'influence du chlorate, privé pendant deux jours de sa potion par suite d'une omission involontaire, la réclamait avec une énergie qui témoignait éloquemment du soulagement qu'il en avait éprouvé. Dans presque tous les cas le soulagement a été en effet si grand et si rapide, qu'en mainte circonstance il m'a fallu insister pour que les hommes consentissent à rester à l'hôpital jusqu'à ce que la guérison fût complète.

Un fait que j'ai eu plusieurs fois l'occasion d'observer à l'hôpital militaire, que j'ai vu se reproduire récemment sur un enfant à l'hôpital Sainte-Eugénie, et qui mérite encore d'être signalé, c'est que, dans les cas les moins heureux, dans ceux par exemple où les effets du chlorate se suspendent, et où il faut nécessairement avoir recours à un autre mode de traitement, si l'ulcération, après une nouvelle modification, devient encore une fois stationnaire, le chlorate de potasse réussit presque toujours à améliorer de nouveau l'état de la muqueuse, quelquefois même il amène dans l'espace de vingt-quatre ou quarante-huit heures une guérison qu'il n'avait pu produire à lui seul au début du traitement.

Certes, ce sont là des résultats déjà bien précieux; mais je crois que le chlorate de potasse pourrait rendre de plus grands services encore si son usage se généralisait dans l'armée. Je ne doute pas, en effet, qu'administré au quartier même, soit au début de la maladie, soit à une période plus avancée, il ne réussît le plus souvent à en arrêter le développement, et ne produisît toujours une modification assez rapide et assez profonde pour que les soldats pussent continuer leur service, ou tout au moins rester à l'infirmerie du régiment, et éviter ainsi, dans tous les cas, d'entrer à l'hôpital, dont le séjour, beaucoup plus coûteux pour l'Etat que la résidence au corps, n'est jamais sans inconvénient pour eux en temps ordinaire, et les expose même à de sérieux dangers en temps d'épidémie (1).

Lors donc que, dans une publication précédente, j'ai dit : « 1° En quelques heures, diminuer la douleur et modifier les deux phénomènes de la stomatite ulcéreuse que les malades supportent le plus difficilement peut-être : la salivation et la fétidité de l'haleine; 2° Abréger des deux tiers la durée du traitement, c'est-à-dire la durée du séjour à l'hôpital; 3° Dispenser même le soldat, dans beaucoup de cas, de ce fâcheux séjour : ...tels sont, si je ne me suis point trompé dans l'interprétation des faits, les résultats que, dans l'immense majorité des cas, pour ne pas dire plus, on est en droit d'attendre de l'emploi du chlorate de potasse, et qui me paraissent de nature à justifier l'introduction de ce sel dans la pharmacopée militaire; » je n'ai rien dit que les faits observés depuis ne m'autorisent à répéter aujourd'hui et à présenter de nouveau comme la conclusion pratique de ce mémoire.

Assurément, et je le reconnais une fois de plus, la propagation épidémique de la stomatite ulcé-

---

(1) Trois soldats entrés dans mes salles avec une stomatite spécifique des plus simples, ont été atteints par le choléra. Aucun n'a succombé; mais chez l'un d'eux la secousse a été assez violente pour que, deux mois après l'attaque, je n'aie pu le renvoyer à son corps et que j'aie dû le proposer pour un congé de convalescence.

reuse des soldats n'atteint pas chaque année les proportions qu'elle a prises en 1854 et 1855 ; d'ailleurs, cette stomatite est la plus bénigne et la plus simple de toutes les maladies de l'armée, et par conséquent il serait puéril de vouloir donner une importance capitale à l'introduction dans la médecine militaire d'un mode de traitement que je crois supérieur, sans doute, à tous ceux qui ont été mis en usage jusqu'à ce jour, mais qui, après tout, ne s'adresse qu'à un mal sans gravité.

Cependant, la stomatite ulcéreuse spécifique est-elle, en définitive, une maladie tout à fait indifférente? Je ne le pense pas, pour les motifs que j'ai donnés précédemment, et je crois, par conséquent, n'avoir pas fait une chose complètement inutile en cherchant à faire adopter dans l'armée l'emploi d'un médicament dont l'efficacité contre cette maladie ne me paraît plus contestable aujourd'hui.

Je sais que M. Boudin, qui, dans toutes les maladies aiguës et dans quelques maladies chroniques, emploie avec une énergie et une persistance très-heureuses, à ce qu'il paraît, les éméto-cathartiques seuls, a eu l'idée d'appliquer la même médication à la stomatite ulcéreuse, et je tiens de cet honorable et savant confrère lui-même, qu'il en a obtenu des résultats tout aussi satisfaisants que ceux qu'avaient dus antérieurement au chlorate MM. Chanal, Herpin et Blache chez les enfants, et ceux que j'avais obtenus moi-même chez les soldats. Or, s'il en est ainsi, et pour ma part je déclare accepter sans réserve les assertions de M. Boudin, il faut reconnaître que le chlorate de potasse n'a pas seul le privilège de guérir rapidement et sûrement la stomatite ulcéreuse, ce qui diminue son importance; mais en admettant que les éméto-cathartiques répétés exercent sur la douleur, sur la salivation et la fétidité de l'haleine une influence aussi rapide que celle du chlorate, — ce que j'ignore, — je me demande quelle raison sérieuse pourrait faire préférer, dans tous les cas, une médication si pénible (1) à la médication que j'ai proposée et qui, au mérite de guérir *citò*, joint encore celui de guérir *jucundè*, ainsi que j'espère le démontrer, en reproduisant quelques uns des détails que j'ai déjà publiés sur le mode d'administration du chlorate de potasse, et en exposant l'ensemble du traitement de la stomatite ulcéreuse, tel qu'une plus longue expérience m'a conduit à le formuler depuis.

Dans les premiers temps de l'épidémie (1855), je m'étais borné à prescrire uniformément : 1° *quatre grammes* de chlorate de potasse dissous dans un julep à prendre dans les vingt-quatre heures, en trois ou quatre gorgées ; 2° un gargarisme émollient; 3° une tisane délayante ; 4° un régime subordonné à l'état général dans la période aiguë, et dans la période subaiguë ou chronique, au plus ou

(1) L'administration des éméto-cathartiques dans le service de M. Boudin est souvent répétée plusieurs jours de suite.

moins de douleur qu'éprouvait le malade dans les mouvements de mastication ou de déglutition. Ce traitement si simple m'avait donné, dans le principe, des résultats constamment heureux, aussi croyais-je pouvoir désormais le prescrire indifféremment, et sans y rien changer, à tous les hommes atteints de stomatite ulcéreuse, lorsque plusieurs faits vinrent me rappeler qu'il n'est point de maladie pour laquelle on puisse donner une formule de traitement banale, également applicable à tous les cas, et qu'il n'est pas non plus de médicament, même parmi ceux qui sont des spécifiques ou qui s'en rapprochent le plus, dont l'efficacité ne soit bien souvent subordonnée soit au régime, soit à l'emploi préalable ou simultané d'une médication générale répondant à un état de l'organisme, dont la nature et les manifestations, naturellement très-variables, doivent nécessairement fournir des indications très-variables aussi. C'est ainsi que dans plusieurs cas j'ai dû, pour arriver à une guérison définitive, porter à 6,0 la dose du chlorate, sans que d'ailleurs rien dans l'étendue ou la profondeur des lésions eût pu faire prévoir d'avance la nécessité de modifier la formule ordinaire; que dans d'autres cas, les effets curatifs du médicament, momentanément enrayés, tantôt par un état d'excitation, tantôt, au contraire, par un état d'affaissement général, n'ont recommencé à se faire sentir qu'après que j'eus atténué le premier à l'aide de bains, de laxatifs et d'un régime sévère, et relevé le second à l'aide des toniques purs et quelquefois même des stimulants ; c'est ainsi encore que, dans d'autres cas, l'administration d'un vomitif au début du traitement m'a paru favoriser notablement l'action du chlorate de potasse. Je me hâte d'ajouter que c'est surtout depuis la communication de M. Boudin que, pendant les derniers mois de mon séjour au Roule, en 1856, j'ai eu recours à cette médication préliminaire dont je me plais à reconnaître l'heureuse influence, mais en faisant observer toutefois que, n'ayant jamais constaté aucune modification, ni dans les symptômes, ni dans les altérations locales, à la suite de l'emploi de ce vomitif, je ne puis véritablement attribuer qu'au chlorate de potasse la rapidité de la guérison dans ces cas ; guérison à laquelle, par conséquent, le vomitif n'aurait contribué que d'une manière indirecte et probablement en agissant comme il agit avant l'administration du sulfate de quinine ou du vin arsenical dans le traitement de la fièvre paludéenne, c'est-à-dire en rendant la muqueuse gastrique plus apte à absorber le médicament.

Mais je tiens à bien constater, que dans l'immense majorité des cas, le chlorate de potasse, administré seul et d'emblée, a suffi pour guérir la stomatite ulcéreuse dans l'espace de quelques jours. Les faits auxquels je viens de faire allusion ont été, en effet, excessivement rares, et ceux dans lesquels il a échoué complètement ou n'a eu qu'une influence passagère, l'ont été plus encore. Les modificateurs qui, dans ces derniers cas, m'ont le mieux réussi, sont le chlorure de chaux sec et le nitrate d'argent, le premier pour transformer l'ulcération grise et blafarde en une plaie de bonne nature, et le second pour réprimer au dernier moment les bourgeons charnus et terminer parfois brusquement le travail de cicatrisation.

Quant au chlorate de potasse, ainsi que l'avaient fait précédemment MM. Herpin et Blache, je l'ai administré en dissolution dans une potion gommeuse simple; seulement, comme ce sel est peu soluble dans l'eau froide, et qu'en l'ajoutant simplement au julep on court le risque qu'il se dépose au fond de la fiole et ne soit pas pris par le malade, M. Vial, pharmacien en chef de l'hôpital du Roule, a eu l'heureuse idée de préparer à chaud une solution titrée au 20e, que l'on ajoutait au véhicule; de telle sorte que la préparation telle que je la faisais donner aux malades de mon service se composait de :

Potion gommeuse simple.............	60,0
Solution de chlorate de potasse.......	80,0

Recommandation était faite aux hommes de prendre cette potion en quatre doses, à trois heures d'intervalle, et je me suis assuré qu'en général ils se conformaient à la prescription ; mais il en est quelques-uns qui ont pris la potion en deux doses, l'un d'eux même l'a prise en une fois, sans éprouver d'ailleurs rien de plus que le soulagement ordinaire, qui n'a été ni plus ni moins rapide que dans la plupart des autres cas. Ce que je puis affirmer, du reste, c'est que pas un des malades n'a ressenti le plus léger malaise à la suite de l'administration du chlorate, et surtout que pas un n'a témoigné la moindre répugnance à prendre la potion.

Or, que l'on compare maintenant,—et abstraction faite de la durée du traitement, — cette médication si simple, si facile à suivre, soit à celle qui consiste dans l'emploi des astringents ou des caustiques, dont l'application, toujours pénible quand elle n'est pas douloureuse, a de plus l'inconvénient quelquefois de noircir ou même d'altérer les dents, soit à celle qui soumet le malade plusieurs jours de suite à l'usage des éméto-cathartiques, et que l'on juge : évidemment la médication par le chlorate de potasse l'emporte de beaucoup sur toutes les autres, puisque seule elle offre le double avantage de guérir vite et sans coûter au malade, je ne dit pas une souffrance, mais même une simple répugnance.

En résumé, un cas de stomatite ulcéreuse étant donné, que la maladie ait pour siège les gencives, les parois ou les amygdales, voici comment je propose d'instituer le traitement : dans la forme aiguë, si à l'état fébrile se joignent des signes manifestes de ce qu'on appelle l'état saburral, ou embarras gastrique avec anorexie ou dégoût pour les aliments, l'emploi du vomitif est nettement indiqué, et il devra précéder de quelques heures ou d'un jour au plus l'administration du chlorate de potasse à la dose de 4,0; que si, au bout de six à sept jours, et après une amélioration qui est constante, le travail de réparation s'arrête, on doit porter la dose de chlorate à 6,0, et si dans les trois ou quatre jours qui suivent cette augmentation de dose aucune modification ne s'est produite, il faut renoncer à la médication et se borner à appliquer chaque jour sur les surfaces ulcérées un peu de chlorure de chaux dont l'action, ainsi que l'a depuis longtemps démontré la pratique de M. Bouneau à l'hôpital des Enfants, est beaucoup plus rapide et plus complète que celle de l'acide chlorhydrique ou du nitrate d'argent, et à plus forte raison de l'alun. Un nouveau temps d'arrêt peut se produire, et c'est alors qu'on devra revenir au chlorate, qui cette fois pourra tout terminer dans l'espace de vingt-quatre ou quarante-huit heures. Dans les cas heureux au contraire, — et ils sont de beaucoup les plus nombreux, — le chlorate de potasse guérit seul et avec rapidité, et la seule circonstance qui puisse nécessiter l'intervention d'un nouveau modificateur, est, dans les cas d'ulcérations vastes et profondes, une saillie des bourgeons charnus que le nitrate d'argent fait immédiatement disparaître.

Dans la forme chronique, je crois, d'après les faits que j'ai observés, qu'on pourra le plus souvent commencer immédiatement l'usage du chlorate de potasse et obtenir rapidement la guérison sans l'administration préalable du vomitif. Mais il serait possible qu'en débutant constamment par la médication évacuante, on fît descendre encore le chiffre de la durée moyenne du traitement ; c'est une question que je n'ai pas eu le temps de résoudre à l'hôpital militaire, mais dont les médecins de l'armée seront en mesure, à la première épidémie, de donner la solution.

Je ne fais que signaler en passant la nécessité : 1° d'enlever les dents cariées lorsqu'elles constituent en quelque sorte une épine, un corps étranger, entretenant l'ulcération des gencives ou des parois ; 2° de traiter à l'aide du chlorure de chaux, comme M. Bouneau, ou à l'aide du nitrate d'argent, comme M. Velpeau et M. Toirac, la pyorrhée alvéolo-dentaire, qui, ainsi que je l'ai dit précédemment, peut enrayer l'action du chlorate et s'opposer à la cicatrisation des ulcérations gingivales. Ai-je besoin de faire remarquer qu'en agissant ainsi on arrive à ce double résultat de hâter la guérison, de la rendre plus certaine, et par conséquent de prévenir plus sûrement les rechutes ?

Prophylaxie.—Arriver à guérir promptement la stomatite ulcéreuse des soldats est déjà un résultat précieux; mais prévenir le développement de la maladie et débarrasser nos régiments de cette endémo-épidémie, en serait un plus précieux encore, quelque peu grave qu'elle soit. Or, peut-on espérer d'y parvenir ? Je le crois. Et en effet, si, comme j'ai tenté de le démontrer, la maladie est produite par un miasme qu'engendre l'atmosphère viciée par l'encombrement des troupes ; si certaines conditions hygiéniques que j'ai indiquées, rendent les hommes plus accessibles à l'action du miasme toxique en les débilitant, il est facile de concevoir qu'en modifiant l'hygiène du soldat, en temps de paix, au triple point de vue de l'alimentation, de la distribution du service et surtout du casernement, on aurait de grandes chances de voir disparaître cette maladie.

Certes, si les réformes auxquelles je viens de faire allusion ne devaient avoir d'autre effet que d'effacer du tableau de la nosologie militaire une maladie aussi peu sérieuse que la stomatite ulcéreuse spécifique, il serait presque ridicule de les demander. Mais il ne faut pas oublier que derrière cette endémo-épidémie si bénigne, il y en a une bien autrement redoutable, la fièvre typhoïde ; qu'il y a en outre des états morbides spéciaux qui viennent compliquer toutes les maladies des soldats, et, pour tout dire enfin, une mortalité de beaucoup supérieure à celle de la population civile, en un mot un état de choses très-grave, que ces réformes atténueraient au moins, si elles ne parvenaient pas à le faire cesser complètement, en détruisant du même coup le germe de la maladie à propos de laquelle j'appelle de nouveau l'attention, après tant de confrères de l'armée, sur ces intéressantes questions d'hygiène militaire.

Mais, en attendant que ces réformes s'accomplissent, je crois que l'on pourrait, à l'aide de quelques mesures d'une exécution facile, diminuer notablement les chances de propagation de la stomatite ulcéreuse, et empêcher ainsi peut-être le développement des épidémies dans les régiments. Si, par exemple, nos soldats étaient astreints à faire visiter leur bouche par les médecins du corps, aussi souvent et aussi régulièrement que les soldats danois, et aussi, je crois, les soldats belges, sont tenus de faire visiter leurs yeux, il est évident que la maladie, dissimulée souvent par les hommes, tant qu'elle n'est pas très-douloureuse, pour éviter les cautérisations, l'infirmerie et la diète, serait immédiatement reconnue ; les hommes atteints, par conséquent, pourraient être isolés et traités de suite, c'est-à-dire placés dans des conditions telles, que la transmission de leur mal deviendrait presqu'impossible, d'abord par suite de l'interruption des communications entre les hommes malades et les hommes sains, et peut-être aussi sans que l'isolement devînt nécessaire, par suite de l'intervention du traitement et d'un traitement rapidement efficace, à une période de la maladie où il est permis de supposer qu'elle n'est pas encore transmissible par infection miasmatique. C'est dans ces circonstances, on le comprend, que le chlorate de potasse serait appelé à rendre d'incontestables services, parce que ses effets sont prompts, que son usage n'a rien de désagréable, et qu'en conséquence les soldats ne chercheraient certainement pas à se soustraire à une médication qui les soulagerait, sans les faire passer par les douleurs de la cautérisation, ni par la rebutante épreuve du vomissement.

Pour ce qui concerne l'hygiène de la bouche, je doute qu'une exécution plus rigoureuse des prescriptions qui, depuis plusieurs années déjà, sont devenues sur ce point réglementaires, pût mettre les soldats à l'abri de l'influence toxique du miasme spécifique; mais il est probable que du moins elle diminuerait la fréquence et la durée de la gingivite ulcéreuse, c'est-à-dire de la variété sans contredit la plus rebelle; d'ailleurs elle aurait en outre l'avantage de contribuer à la conservation des dents. Il serait donc à désirer que cette partie de l'hygiène du soldat fût mieux surveillée, et qu'au lieu de se borner à exiger, dans l'équipement du soldat, la présence d'une brosse à dents, ce qui est une bonne chose, on lui fît une obligation de s'en servir exactement, comme on lui en fait une de se soumettre; tous les jours et par tous les temps, à d'abondantes ablutions sur la tête et les mains.

CONCLUSIONS.

1° La *stomatite ulcéreuse* est une maladie endémo-épidémique dans les armées française et portugaise; on l'observe aussi quelquefois dans les régiments belges, mais il ne paraît pas qu'elle s'y soit jamais montrée sous la forme épidémique. Elle est inconnue dans les autres armées de l'Europe. (Les documents sur les armées turque et bavaroise manquent.)

2° Le silence des auteurs sur cette endémo-épidémie, avant 1793, autorise à penser que c'est à cette époque, c'est-à-dire au moment des levées en masse, qu'elle a paru pour la première fois dans notre armée, au moins à l'état épidémique. Les médecins de l'armée portugaise manquent de documents propres à faire connaître l'époque à laquelle la maladie a envahi leurs régiments pour la première fois.

3° La stomatite ulcéreuse des soldats est une maladie spécifique, qui paraît due à l'action d'un miasme engendré par le méphitisme des casernes, des corps-de-garde et des baraques de campement.

4° Elle est transmissible par infection miasmatique et par contact; il n'est pas encore démontré qu'elle soit inoculable. La chaleur et l'humidité favorisent manifestement son développement et jouent un grand rôle dans la production des épidémies. Certaines conditions hygiéniques, relatives à l'alimentation, aux fatigues et aux habitudes des soldats, considérées par quelques auteurs comme causes productrices de la maladie, n'agissent véritablement, selon moi, que comme causes prédisposantes. La stomatite ulcéreuse atteint presque exclusivement les soldats nouvellement incorporés ; les sous-officiers y sont infiniment moins exposés que les soldats, et les officiers ne la contractent que par exception.

5° La stomatite endémo-épidémique des armées est caractérisée anatomiquement par des ulcérations de forme et d'étendue variables, ayant pour siège de prédilection les gencives et la face interne des joues, mais pouvant se développer sur tous les points de la muqueuse buccale, et par un engorgement des ganglions sous-maxillaires ou cervicaux. Ces lésions s'accompagnent constamment d'une vive douleur, d'une salivation abondante, et d'une repoussante fétidité de l'haleine.

6° La stomatite ulcéreuse n'a rien de commun avec les affections diphthéritiques, et elle ne diffère en rien de la stomatite des enfants, qui a été décrite sous les noms de *stomatite couenneuse*, *stomatite diphthéritique*, et *stomatite ulcéro-membraneuse* ; d'où il suit que ces dénominations, donnant de la maladie une idée fausse, devraient être remplacées par celle de *stomatite ulcéreuse spécifique*, qui réunit à la fois le caractère anatomique et le caractère nosologique de l'affection.

7° La stomatite ulcéreuse diffère radicalement de la *gangrène de la bouche*, ainsi que de l'*ulcération phagédénique* de la muqueuse buccale observée chez les enfants. Elle ne diffère pas moins profondément du *scorbut*.

8° Elle présente dans son mode de développement et de propagation, ainsi que dans sa marche, des analogies frappantes avec l'ophthalmie granuleuse des armées.

9° La durée de la stomatite ulcéreuse spécifique est très-variable : convenablement traitée, elle peut guérir dans l'espace de huit ou dix jours; abandonnée à elle-même, elle peut durer jusqu'à trois mois.

10° Elle ne présente par elle-même aucune gravité ; mais, par cela seul qu'elle est douloureuse, qu'elle oblige les hommes à garder la diète et les contraint souvent à entrer à l'hôpital, elle mérite de n'être point négligée.

11° Dans l'état actuel des choses, l'administration du chlorate de potasse, précédée ou non de l'emploi d'un vomitif, constitue le mode de traitement le plus rapidement efficace, le plus sûr et le moins pénible ; mais le succès du chlorate dans la stomatite ulcéreuse spécifique ne justifie pas son emploi dans les affections diphthéritiques, avec lesquelles cette maladie n'a aucun rapport.

(*Extrait du Recueil de Mémoires de médecine et de chirurgie militaires*).

TABLE DES MATIÈRES.

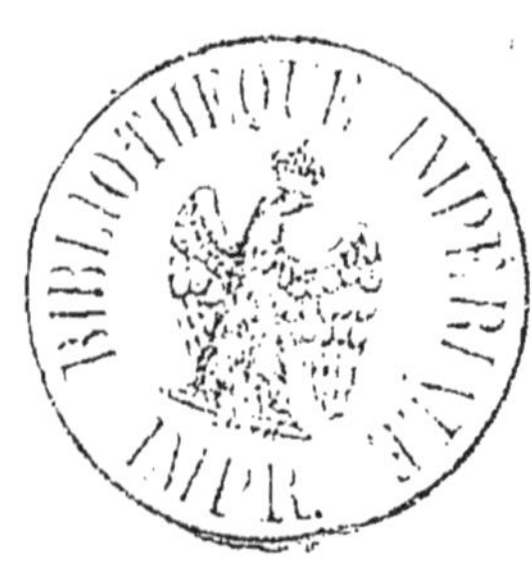
BIBLIOTHÈQUE IMPÉRIALE
IMPR.

. Cambreleng, architecte inspecteur des délivré à l'inventeur le certificat suivant :

teur des travaux de la maison de l'Empereur, ifie que M. Laurent Machabée a appliqué dans ic qu'il a composé contre l'humidité ; que des ans les conditions les plus défavorables, et que, plètement satisfaisant sous tous les rapports ; sieurs maisons de Paris le résultat du même les caves les plus humides, et que les parties duit ci-dessus désigné sont dans l'état de siccité oi-même usage de ce procédé dont je n'ai eu e fût l'état des parties sur lesquelles je l'ai fait

« *Signé :* Cambreleng. »

astic hydraulique Machabée concédera, e droit exclusif de vente, soit par dépar- sement.

iements, toute commande, doivent être de la Société, au siège de la fabrique, rue is.

PRIX

20 fr. les 100 kilog.

s murs unis.......	2 fr. 50 c.	le m. car.
s surfaces inégales.	3 »	id.
is et sur fer......	1 50	id.

travaux à exécuter au dehors de Paris.

es Noblet, rue Saint-Dominique, 56.

EXPOSITION UNIVERSELLE DE PARIS.

FABRIQUE A PARIS, RUE DE DUNKERQUE, 5 ET 7.

Emplois divers du mastic hydraulique Machabée.

1° APPLICATION SUR LES ENDUITS EN PLATRE, SUR LES MURS ANCIENS ET NOUVEAUX, QUELQUE HUMIDES QU'ILS SOIENT.

On peut, immédiatement après l'application, coller les papiers de tenture et habiter les appartements, sans craindre aucun des inconvénients qu'entraîne ordinairement l'humidité.

2° CONSERVATION DES TRAVERSES DE CHEMINS DE FER, DES DIVERS OUVRAGES EN CHARPENTE, PANS DE BOIS, MENUISERIE, ETC.

3° CONSERVATION DES BOIS DESTINÉS A SÉJOURNER DANS LA MER, EN LES METTANT COMPLÈTEMENT A L'ABRI DE LA PIQURE DU TARET.

4° PRÉSERVATION DE LA ROUILLE, POUR LES FERS, LES FONTES ET LA TOLE, NOTAMMENT CELLE QUI EST EMPLOYÉE COMME RÉSERVOIR DES EAUX.

5° SUBSTITUTION AU PLOMB, POUR LES SOUDURES, SCELLEMENTS ET JOINTS.

Cette substitution a été opérée sur une portion de conduits posés à la pompe de Chaillot, il y a trois ans, et exposés continuellement, depuis cette époque, à une pression d'environ quatre atmosphères, sans qu'aucune fuite s'y soit déclarée.

6° ÉTABLISSEMENT DE TUYAUX POUR LA CONDUITE DES EAUX ET DU GAZ.

Ces tuyaux présentent des qualités incontestables de supériorité et de réduction dans les prix.

EN VENTE

CHEZ LE MÊME LIBRAIRE.

BÉCLARD (d'Angers), ancien professeur à la Faculté de médecine de Paris. — ÉLÉMENTS D'ANATOMIE GÉNÉRALE, Description de tous les tissus ou systèmes organiques qui composent le corps humain. TROISIÈME ÉDITION, revue et augmentée de nombreuses additions, avec figures intercalées dans le texte, par M. Jules BÉCLARD, professeur agrégé à la Faculté de médecine de Paris; accompagnée d'une Notice sur la vie et les ouvrages de P.-A. BÉCLARD, par M. C.-P. OLLIVIER (d'Angers), et ornée d'un portrait d'après le buste de David. 1 fort vol. in-8. 1852. Prix : 8 fr.

BECLARD (Jules), professeur agrégé à la faculté de médecine de Paris, etc. — TRAITÉ ÉLÉMENTAIRE DE PHYSIOLOGIE HUMAINE, comprenant les principales notions de la physiologie comparée. TROISIÈME ÉDITION, revue, corrigée et considérablement augmentée. 1 très-fort vol. in-8 de plus de 1,000 pages, avec 213 figures intercalées dans le texte. 1859. Prix : 12 fr.

BECQUEREL, professeur agrégé de la Faculté de médecine de Paris, médecin de l'hôpital de la Pitié, chevalier de la Légion d'honneur. — TRAITE ÉLÉMENTAIRE D'HYGIÈNE PRIVÉE ET PUBLIQUE. DEUXIÈME ÉDITION, revue, corrigée et considérablement augmentée. 1 fort vol. grand-in-18. 1854. Prix : 6 fr.

BEHIER, agrégé de la Faculté de médecine de Paris, médecin de l'hôpital Beaujon, et **HARDY**, médecin de l'hôpital Saint-Louis, agrégé de la Faculté de médecine de Paris, etc. — TRAITÉ ÉLÉMENTAIRE DE PATHOLOGIE INTERNE. L'ouvrage formera 4 forts vol. in-8. Les trois premiers volumes ont paru. 1858. Prix : 24 fr.
Ouvrage adopté par le Conseil de l'instruction publique.

Matières contenues dans les trois premiers volumes :

TOME PREMIER. — PATHOLOGIE GÉNÉRALE ET SÉMÉIOLOGIE.
TOMES DEUXIÈME et TROISIÈME. — PATHOLOGIE SPÉCIALE.
NOTA. *Le tome 1er se vend séparément* 8 fr.

DENONVILLIERS, professenr à la Faculté de médecine de Paris, chirurgien de l'hôpital Saint-Louis, et **L. GOSSELIN**, ancien chef des travaux anatomiques et agrégé de la Faculté de médecine de Paris, chirurgien de l'hôpital Cochin. — TRAITÉ THEORIQUE ET PRATIQUE DES MALADIES DES YEUX. 1 fort vol. in-18 de plus de 950 pages. 1855. Prix : 6 fr.

Imprimé par HENRI et Charles NOBLET, rue St-Dominique, 56

www.ingramcontent.com/pod-product-compliance
Ingram Content Group UK Ltd.
Pitfield, Milton Keynes, MK11 3LW, UK
UKHW021103230726
13926UKWH00004B/1990